Fit im Home-Office

Meine 30-Tage Challenge

Dieses Heft begleitet dich durch deine Challenge. Auf den ersten Seiten findest du kurze Informationen und Tipps. Auf den Seiten 6 bis 21 kannst du begleitend zu den Challenge-Tagen eintragen, welche Übungen du wie oft ausgeführt, wie du die Übungen empfunden, ob du noch weitere Übungen (z. B. von anderen Tagen) gemacht hast.

Am Ende der Challenge findest du so ganz leicht raus, ob du dich gesteigert hast, welche Übungen dir am besten gefallen haben usw. Außerdem kannst du für jeden Tag notieren, wie oft oder wie viele Minuten du rausgegangen bist und wie viele Schritte du insgesamt zurückgelegt hast. Am Ende kannst du ein Gesamtfazit ziehen (Seiten 22/23) und dir Ziele für die Zeit nach der Challenge setzen (Seiten 24/25).

Auf den Seiten 26/27 findest du zwei Vorschläge für Programme mit mehreren Übungen. Auf den Seiten 28/29 kannst du dir selbst Programme zusammenstellen.

Die Übungen

Muskel-, Dehn- und Fitnessübungen

Auf jeder Karte findest du mindestens eine „Fitnessübung“ (fast immer ist es die erste auf der Karte), die deine Muskeln lockert, dehnt, entspannt oder beweglich hält. Durch langes Sitzen am Schreibtisch und einseitige Bewegungen können sich bestimmte Muskelgruppen verspannen oder verkürzen – und dem sollen diese Übungen entgegenwirken. Es wäre ideal, wenn du sie mehrmals pro Tag ausführst. Du kannst auch zusätzlich Übungen von den anderen Karten machen. Wie oft du welche Übungen ausführst, kannst du dir hier im Begleitheft notieren.

Übungen zum Auspowern und Abschalten

Das sind Übungen für den gesamten Körper, die dich zudem kurz aus dem Arbeitsstress herausholen können, aber dennoch nicht viel Zeit brauchen. Um richtig Kalorien zu verbrennen oder gezielt Muskeln aufzubauen, kannst du sie auch durch ein komplettes Work-out ersetzen.

Entspannungs- und Atemübungen

Wenn wir sehr konzentriert arbeiten oder im Stress sind, neigen wir dazu, viel zu flach zu atmen. Dadurch kriegt unser Gehirn zu wenig Sauerstoff, wir können uns schlechter konzentrieren, werden schneller müde und fühlen uns noch gestresster. Kurze Entspannungs- und gezielte Atemübungen helfen gegen den akuten Stress und versorgen uns mit neuer Energie. Sobald wir tief und ruhig atmen, entspannt sich unser gesamter Körper.

Übungen für die Augen

Nicht nur unsere Schulter- und Nackenmuskeln leiden unter Schreibtischarbeit, sondern vor allem auch unsere Augen, die meist angestrengt und anhaltend auf den Bildschirm starren. Es ist daher enorm wichtig, regelmäßige Entspannungspausen für unsere Augen einzulegen, mehrmals pro Stunde! Ein Ziel dieser Challenge ist es, dass dir einige Lieblingsaugenübungen so selbstverständlich werden, dass du sie ganz automatisch machst, noch bevor deine Augen müde werden können.

Rausgehen

Keine Übung im eigentlichen Sinn, aber gleichzeitig die wichtigste Übung überhaupt: regelmäßiges Spazierengehen. Gehen beansprucht viele unserer Muskeln, macht den Kopf frei, bekämpft den Stress oder beugt ihm vor, entspannt uns, hält uns beweglich und gesund. Das Rausgehen ist in dieser Challenge „nur" jeden zweiten Tag vorgegeben, aber noch besser wäre es, du würdest jeden Tag spazierengehen.

Wir bewegen uns viel zu wenig. Nicht nur im Home-Office, sondern in unserem Alltag insgesamt. Regelmäßige Übungen sind ein wichtiger Schritt, aber dein Ziel sollte es sein, dich grundsätzlich mehr zu bewegen. Jeden Tag. Bewegung hält Körper und Seele gesund, das ist keine leere Phrase.

10.000 Schritte pro Tag?

Im Schritte-Prinzip lautet die magische Zahl 10.000. Pro Tag. 10.000 Schritte pro Tag. Das wäre in der Tat optimal, aber das hört sich nicht nur viel an, das ist auch viel. Wenn du ein Wenig-Beweger bist (und darum hast du vermutlich diese Challenge-Box gekauft), ist das eine ganz schöne Herausforderung.

Daher solltest du am besten zunächst herausfinden, wie hoch deine Schrittanzahl pro Tag ist. Dazu kannst du die Schritte deiner „Standardwege" zählen: vom Schreibtisch in die Küche, von der Küche ins Bad, von deiner Haustür bis zum Bäcker oder zum Supermarkt ... Einfacher geht das mit einem Schrittzähler für die Hosentasche, einer entsprechenden Funktion deines Smartphones oder einer Fitness-App. Sobald du deine Tagesschrittanzahl kennst, ist es Ziel, diese zu steigern. Von Tag zu Tag.

Mehr Schritte machen

Um deine Schrittzahl zu erhöhen oder gar direkt auf 10.000 zu bringen, ist Spazierengehen natürlich der beste Weg. Aber dann muss es schon mindestens eine Stunde sein. Das ist nicht jeden

Tag zu schaffen – und manchmal hat man auch einfach keine Lust auf einen Spaziergang. Daher solltest du dir verschiedene Möglichkeiten überlegen, im Alltag mehr Schritte zu machen, z. B.

- Auto stehen lassen und mit öffentlichen Verkehrsmitteln fahren,
- mit öffentlichen Verkehrsmitteln fahren und die erste oder letzte Station laufen,
- Einkäufe zu Fuß oder mit dem Fahrrad machen,
- nicht nächstgelegenen Bäcker/Supermarkt gehen, sondern den nächsten oder übernächsten nehmen,
- Umwege gehen,
- den Hund der Nachbarn ausführen

usw.

Überleg dir Sachen, die dir keinen zusätzlichen Stress bereiten, sonst verlierst du ganz schnell die Motivation. Und, ganz wichtig: Plan die zusätzliche Zeit ein, die du ganz sicher brauchen wirst, sonst bist du noch mehr im Stress.

Du kannst hier im Praxisheft oder einfach in deinem Kalender oder deinem Handy notieren, wie viele Schritte du pro Tag machst. Du wirst schnell einen Fortschritt feststellen, versprochen.

TAG 1

Warum habe ich mich für diese Challenge entschieden?

Was sind meine konkreten Ziele?

Was wird mir schwerfallen?

Was wird mir leichtfallen?

TAG 2

ÜBUNG	WIE OFT?	WIE WAR'S?
Schultern + Nacken lockern		
Atmen		
Rausgehen:		
Schritte:		

TAG 3

ÜBUNG	WIE OFT?	WIE WAR'S?
Bogen		
Palmieren		
Rausgehen:		
Schritte:		

TAG 4

ÜBUNG	WIE OFT?	WIE WAR'S?
Wirbelsäule strecken		☺ 😐 ☹
Bewusste Pausen		☺ 😐 ☹
		☺ 😐 ☹
		☺ 😐 ☹
		☺ 😐 ☹
Rausgehen:		☺ 😐 ☹
Schritte:		☺ 😐 ☹

TAG 5

ÜBUNG	WIE OFT?	WIE WAR'S?
Kopfkreisen		☺ 😐 ☹
Kniebeugen		☺ 😐 ☹
Blinzeln		☺ 😐 ☹
		☺ 😐 ☹
		☺ 😐 ☹
Rausgehen:		☺ 😐 ☹
Schritte:		☺ 😐 ☹

TAG 6

ÜBUNG	WIE OFT?	WIE WAR'S?
Schulterentlastung		☺ 😐 ☹
Schultern + Nacken lockern		☺ 😐 ☹
		☺ 😐 ☹
		☺ 😐 ☹
		☺ 😐 ☹
Rausgehen:		☺ 😐 ☹
Schritte:		☺ 😐 ☹

TAG 7

ÜBUNG	WIE OFT?	WIE WAR'S?
Dehnen der Rumpfmuskulatur		☺ 😐 ☹
Augen schließen		☺ 😐 ☹
		☺ 😐 ☹
		☺ 😐 ☹
		☺ 😐 ☹
Rausgehen:		☺ 😐 ☹
Schritte:		☺ 😐 ☹

TAG 8

ÜBUNG	WIE OFT?	WIE WAR'S?
Intensive Seitendehnung		☺ 😐 ☹
Schulterentlastung		☺ 😐 ☹
Schattenboxen		☺ 😐 ☹
		☺ 😐 ☹
		☺ 😐 ☹
Rausgehen:		☺ 😐 ☹
Schritte:		☺ 😐 ☹

TAG 9

ÜBUNG	WIE OFT?	WIE WAR'S?
Brustöffner		☺ 😐 ☹
Bogen		☺ 😐 ☹
Massage der Augen		☺ 😐 ☹
		☺ 😐 ☹
		☺ 😐 ☹
Rausgehen:		☺ 😐 ☹
Schritte:		☺ 😐 ☹

TAG 10

ÜBUNG	WIE OFT?	WIE WAR'S?
Seitwärtsdrehung		
Lächeln		
Rausgehen:		
Schritte:		

TAG 11

ÜBUNG	WIE OFT?	WIE WAR'S?
Bein-Balance		
Jumping Jack		
Entspannen		
Rausgehen:		
Schritte:		

TAG 12

ÜBUNG	WIE OFT?	WIE WAR'S?
Schulterdehnung		
Hals- und Nackendehnung		
Bewusstes Atmen		
Rausgehen:		
Schritte:		

TAG 13

ÜBUNG	WIE OFT?	WIE WAR'S?
Knieheben am Stuhl		
Brustöffner		
Fernblick		
Rausgehen:		
Schritte:		

TAG 14

ÜBUNG	WIE OFT?	WIE WAR'S?		
Entspannung für die Füße		☺	😐	☹
Wirbelsäule strecken		☺	😐	☹
Zehenwackeln		☺	😐	☹
		☺	😐	☹
		☺	😐	☹
Rausgehen:		☺	😐	☹
Schritte:		☺	😐	☹

TAG 15

ÜBUNG	WIE OFT?	WIE WAR'S?		
Powerpose		☺	😐	☹
Bein-Balance		☺	😐	☹
Tanzen!		☺	😐	☹
Kniebeugen		☺	😐	☹
		☺	😐	☹
Rausgehen:		☺	😐	☹
Schritte:		☺	😐	☹

TAG 16

ÜBUNG	WIE OFT?	WIE WAR'S?
Entspannung im Sitzen		☺ 😐 ☹
Sonnenbad für die Augen		☺ 😐 ☹
		☺ 😐 ☹
		☺ 😐 ☹
		☺ 😐 ☹
Rausgehen:		☺ 😐 ☹
Schritte:		☺ 😐 ☹

TAG 17

ÜBUNG	WIE OFT?	WIE WAR'S?
Seitliches Strecken		☺ 😐 ☹
Dehnen der Rumpfmuskulatur		☺ 😐 ☹
Sauerstoff tanken		☺ 😐 ☹
Konzentration		☺ 😐 ☹
		☺ 😐 ☹
Rausgehen:		☺ 😐 ☹
Schritte:		☺ 😐 ☹

TAG 18

ÜBUNG	WIE OFT?	WIE WAR'S?
Kniebeugen am Stuhl		☺ 😐 ☹
Knieheben am Stuhl		☺ 😐 ☹
Auf der Stelle rennen		☺ 😐 ☹
		☺ 😐 ☹
		☺ 😐 ☹
Rausgehen:		☺ 😐 ☹
Schritte:		☺ 😐 ☹

TAG 19

ÜBUNG	WIE OFT?	WIE WAR'S?
Pendeln in der Rumpfbeuge		☺ 😐 ☹
Abstand ändern (Augen)		☺ 😐 ☹
Stress abschütteln		☺ 😐 ☹
		☺ 😐 ☹
		☺ 😐 ☹
Rausgehen:		☺ 😐 ☹
Schritte:		☺ 😐 ☹

TAG 20

ÜBUNG	WIE OFT?	WIE WAR'S?
Standwaage		☺ 😐 ☹
Anspanner		☺ 😐 ☹
		☺ 😐 ☹
		☺ 😐 ☹
		☺ 😐 ☹
Rausgehen:		☺ 😐 ☹
Schritte:		☺ 😐 ☹

TAG 21

ÜBUNG	WIE OFT?	WIE WAR'S?
Dehnen der Unterarme		☺ 😐 ☹
Luftmalerei		☺ 😐 ☹
Pausen		☺ 😐 ☹
		☺ 😐 ☹
		☺ 😐 ☹
Rausgehen:		☺ 😐 ☹
Schritte:		☺ 😐 ☹

TAG 22

ÜBUNG	WIE OFT?	WIE WAR'S?
Abrollen der Wirbelsäule		☺ 😐 ☹
Dehnen der Rumpfmuskulatur		☺ 😐 ☹
Gähnen		☺ 😐 ☹
		☺ 😐 ☹
		☺ 😐 ☹
Rausgehen:		☺ 😐 ☹
Schritte:		☺ 😐 ☹

TAG 23

ÜBUNG	WIE OFT?	WIE WAR'S?
Zehenspitzenstand		☺ 😐 ☹
Bein-Balance		☺ 😐 ☹
Nah und fern (Augen)		☺ 😐 ☹
Telefonieren beim Spazierengehen		☺ 😐 ☹
		☺ 😐 ☹
Rausgehen:		☺ 😐 ☹
Schritte:		☺ 😐 ☹

TAG 24

ÜBUNG	WIE OFT?	WIE WAR'S?
Herzöffner		☺ 😐 ☹
Seitliches Strecken		☺ 😐 ☹
		☺ 😐 ☹
		☺ 😐 ☹
		☺ 😐 ☹
Rausgehen:		☺ 😐 ☹
Schritte:		☺ 😐 ☹

TAG 25

ÜBUNG	WIE OFT?	WIE WAR'S?
Planke		☺ 😐 ☹
Cross-Lift		☺ 😐 ☹
Blick im Dunkeln		☺ 😐 ☹
		☺ 😐 ☹
		☺ 😐 ☹
Rausgehen:		☺ 😐 ☹
Schritte:		☺ 😐 ☹

TAG 26

ÜBUNG	WIE OFT?	WIE WAR'S?
Diagonale		☺ 😐 ☹
Herzöffner		☺ 😐 ☹
		☺ 😐 ☹
		☺ 😐 ☹
		☺ 😐 ☹
Rausgehen:		☺ 😐 ☹
Schritte:		☺ 😐 ☹

TAG 27

ÜBUNG	WIE OFT?	WIE WAR'S?
Dehnen im Langsitz		☺ 😐 ☹
Kalte Dusche für die Augen		☺ 😐 ☹
Liegestütze		☺ 😐 ☹
		☺ 😐 ☹
		☺ 😐 ☹
Rausgehen:		☺ 😐 ☹
Schritte:		☺ 😐 ☹

TAG 28

ÜBUNG	WIE OFT?	WIE WAR'S?
Schulterblattheben		☺ 😐 ☹
Zehenwackeln + Däumchendrehen		☺ 😐 ☹
		☺ 😐 ☹
		☺ 😐 ☹
		☺ 😐 ☹
Rausgehen:		☺ 😐 ☹
Schritte:		☺ 😐 ☹

TAG 29

ÜBUNG	WIE OFT?	WIE WAR'S?
Hüftbeuger dehnen		☺ 😐 ☹
Bildschirmpause		☺ 😐 ☹
Treppensteigen		☺ 😐 ☹
		☺ 😐 ☹
		☺ 😐 ☹
Rausgehen:		☺ 😐 ☹
Schritte:		☺ 😐 ☹

TAG 30

ÜBUNG	WIE OFT?	WIE WAR'S?
Bein- und Bauchtrainer		☺ 😐 ☹
Mantra		☺ 😐 ☹
		☺ 😐 ☹
		☺ 😐 ☹
		☺ 😐 ☹
Rausgehen:		☺ 😐 ☹
Schritte:		☺ 😐 ☹

So war die Challenge

Wie war diese Erfahrung für dich?

Hast du deine Ziele erreicht?

Wie fit fühlst du dich jetzt?

**Würdest du die Challenge wiederholen?
Warum ja, warum nein?**

Wie lautet dein Fazit?

Die Zeit nach der Challenge

Ich möchte jeden Tag ...

Ich möchteein- bis zweimal pro Woche ...

Ich möchte immer wieder etwas Neues ausprobieren.

Das fällt mir leicht:

Das fällt mir schwer:

Damit möchte ich mich belohnen:

Hier stellen wir dir zwei Komplett-Programme vor, die du idealerweise zweimal am Tag ausführen kannst, vielleicht einmal als Start in die Mittagspause und dann als Abschluss des Arbeitstages.

Kleines Work-out am Schreibtisch

1. Schultern und Nacken lockern — TAG 2
2. Wirbelsäule strecken — TAG 4
3. Intensive Seitendehnung — TAG 8
4. Seitwärtsdrehung — TAG 10
5. Dehnen der Unterarme — TAG 21
6. Kopfkreisen — TAG 5
7. Entspannung für die Füße — TAG 14
8. Entspannung im Sitzen — TAG 16

Wellness für die Muskeln

1. Warm-up: 15 Kniebeugen oder 15 Hampelmänner

2. Dehnen der Rumpfmuskulatur — TAG 7

3. Herzöffner — TAG 24

4. Bein-Balance — TAG 11

5. Zehenspitzenstand — TAG 23

6. Seitliches Strecken — TAG 17

7. Standwaage und Anspanner — TAG 20

8. Abrollen der Wirbelsäule — TAG 22

Mein Programm:

1

2

3

4

5

6

7

8

9

10

Mein Programm:

1

2

3

4

5

6

7

8

9

10

Notizen

Notizen

Notizen

Wichtiger Hinweis

Konsultiere bitte bei gesundheitlichen Problemen, vorhandenen Verletzungen oder einer Schwangerschaft deinen Arzt, bevor du mit den Übungen beginnst. Falls während der Ausführung der Übungen Schmerzen auftreten, solltest du die Ausführung abbrechen und mit einem Arzt Rücksprache halten. Die Karten wurden nach aktuellem Wissensstand sorgfältig erarbeitet. Dennoch erfolgen alle Angaben ohne Gewähr. Autoren und Verlag haften nicht für eventuelle Nachteile und Schäden, die aus den Übungen und Ratschlägen resultieren.

TAG 1

Bevor es losgeht

PLANUNG IST ALLES

Dieser erste Tag der Challenge dient vor allem der Vorbereitung und der Terminfindung. Du solltest dir jeden Tag Zeit für die Challenge nehmen und diese auch fest einplanen. Es steht dir kein tägliches zweistündiges Work-out bevor, keine Sorge. Es geht bei dieser Challenge darum, mehr Bewegung und hilfreiche Übungen so in deinen Alltag zu integrieren, dass sie nach den 30 Tagen zur Routine geworden sind.

Zuallererst solltest du festlegen, ob du diese Challenge an den folgenden 30 Tagen – also inklusive der Wochenenden – oder an deinen nächsten 30 Arbeitstagen ausführen möchtest. Beide Varianten sind problemlos möglich. Markiere die festgelegten Tage bitte in deinem Kalender.

Wichtig: Beginnend mit Tag 2 und danach jeden zweiten Tag ist eine Stunde „Rausgehen“ vorgesehen. Du kannst diese Stunde auf mehrere Zeithäppchen aufteilen, wenn es besser in deinen Arbeitsablauf oder in besonders volle Tage passt, aber auch diese Zeiten solltest du als feste Termine in deinen Kalender eintragen.

DIE ÜBUNGEN

Für jeden Tag sind zudem verschiedene Übungen vorgesehen, die jeweils nur wenige Minuten in Anspruch nehmen, aber am besten mehrmals täglich ausgeführt werden sollten. Wenn du zu den Workaholics gehörst, für die sich ein Termin nahtlos an den anderen reiht, trägst du besser auch diese „Zwischendurch-Minuten“ in deinen Kalender ein.

Bis auf das Rausgehen, das sich wiederholt, sind die Übungen und Tagesaufgaben für Fitness, Muskellockerung, Stressabbau, Auspowern, Entspannung und mehr Alltagsbewegung auf jeder Karte neu. Auf diese Weise kannst du dir in den nächsten 30 Tagen ein großes Übungsrepertoire aneignen und deine Lieblingsübungen nach der Challenge in deinen Alltag aufnehmen.

Und nun viel Spaß bei der Challenge!

Wichtiger Hinweis

Konsultieren Sie bei gesundheitlichen Problemen, vorhandenen Verletzungen oder einer Schwangerschaft Ihren Arzt, bevor Sie mit den Übungen beginnen. Falls während der Ausführung der Übungen Schmerzen auftreten, sollten Sie die Ausführung abbrechen und mit einem Arzt Rücksprache halten.

Die Karten wurden nach aktuellem Wissensstand sorgfältig erarbeitet. Dennoch erfolgen alle Angaben ohne Gewähr. Autoren und Verlag haften nicht für eventuelle Nachteile und Schäden, die aus den Übungen und Ratschlägen resultieren.

Texte: Susann Hempel, Christa Traczinski, Robert Polster u. a.
Illustrationen: Tannaz Afschar, Vanessa Weuffel

TAG 2

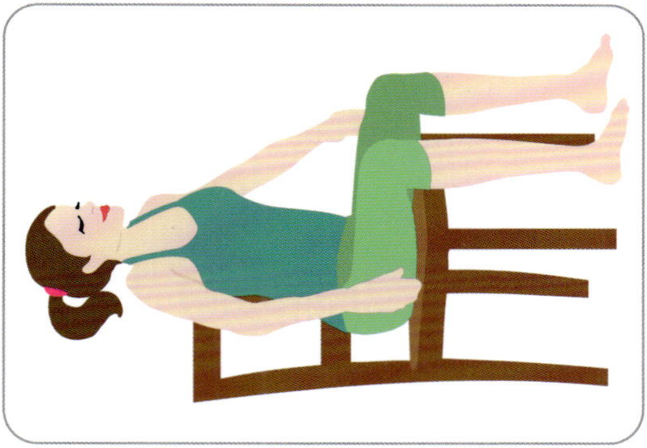

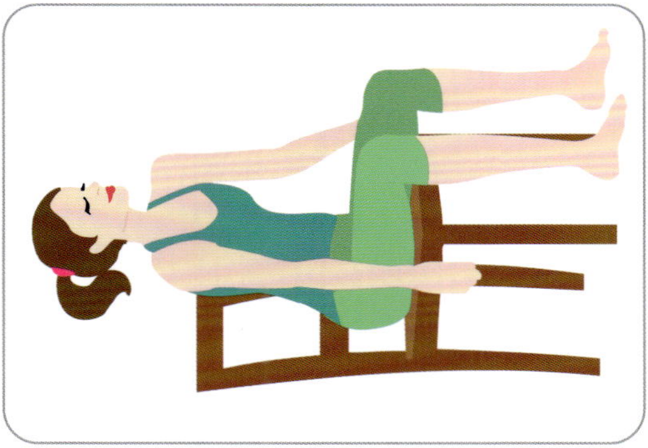

Schultern und Nacken lockern

TAG 2

Mehr Bewegung

Damit dieser erste richtige Tag der Challenge zeigt, dass sich ab jetzt etwas ändern wird, geht's direkt mit der „Zeitfresser"-Aufgabe los: Mindestens 1 Stunde raus! Spazierengehen, Rad fahren, joggen – nach Belieben, Hauptsache, es ist eine volle Stunde. Bitte sofort als festen Termin in den Kalender eintragen, egal ob morgens, mittags oder abends.

Übung am Schreibtisch

SCHULTERN UND NACKEN LOCKERN

5 X

Die wichtigste Übung bei langer Schreibtischarbeit. Mehrmals täglich ausführen – jeden Tag.

- Aufrechter Sitz, Füße auf dem Boden, Beine hüftbreit auseinander.
- Die Augen schließen.
- Die Hände hängen locker herunter, die Handflächen zeigen nach innen.
- Nun langsam die Schultern nach hinten unten kreisen.
- Mindestens 10-mal wiederholen. Danach kurze Pause und erneut kreisen.
- Schulterpartie dabei nicht verspannen.

Entspannen

ATMEN!

Beruhigend und belebend zugleich. Erste Hilfe bei akutem Stress, der uns meist viel zu flach atmen lässt. Daher unbedingt regelmäßige Atempausen einlegen, am besten vor und nach jedem Termin (Telefonat, Online-Besprechung) und als Pause zwischen zwei Themen, Tätigkeiten o. ä. tief ein- und ausatmen.

- **Tief einatmen:** 4 bis 5 Sekunden
- **Atem halten:** 4 bis 5 Sekunden
- **Ausatmen:** 5 bis 10 Sekunden
- 10 x wiederholen

TAG
3

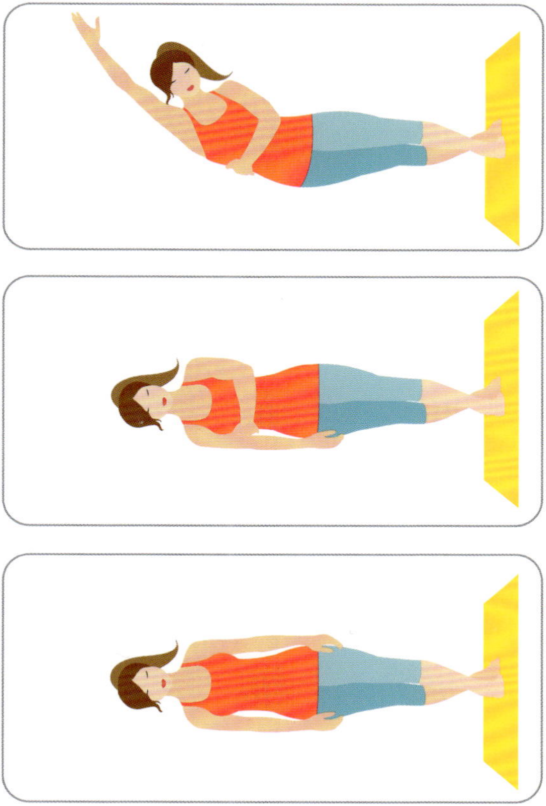

Bogen

TAG
3

Übung im Stand

BOGEN

5 X PRO SEITE

- Kreuzstand: Das rechte Bein ist hinter dem linken gekreuzt, der rechte Fuß steht dabei links neben dem linken. Die Fußspitzen zeigen nach vorn.
- Gerader Rücken.
- Den linken Arm rechts um den Brustkorb legen, die Finger liegen auf den Rippen.
- Nun den rechten Arm seitlich über den Kopf strecken, Oberkörper dabei leicht zur Seite neigen.
- Kopf stabil halten, nicht zu weit zur Seite neigen.
- Position kurz halten, dann die Seiten wechseln.

Augenübung

PALMIEREN

Handflächen aneinander reiben, bis sie warm sind, dann leicht gewölbt für ca. 15 Sekunden über die geschlossenen Augen legen.

Mehr Bewegung

Schritte zwischen Schreibtisch und Kaffeemaschine (für Teetrinker: Wasserkocher) zählen. Umweg festlegen – z. B. einmal um den Tisch herum, einmal durch den Flur und zurück – und diesen Weg so oft wie möglich gehen, mindestens einmal pro Tasse Kaffee oder Tee.

Wirbelsäule strecken

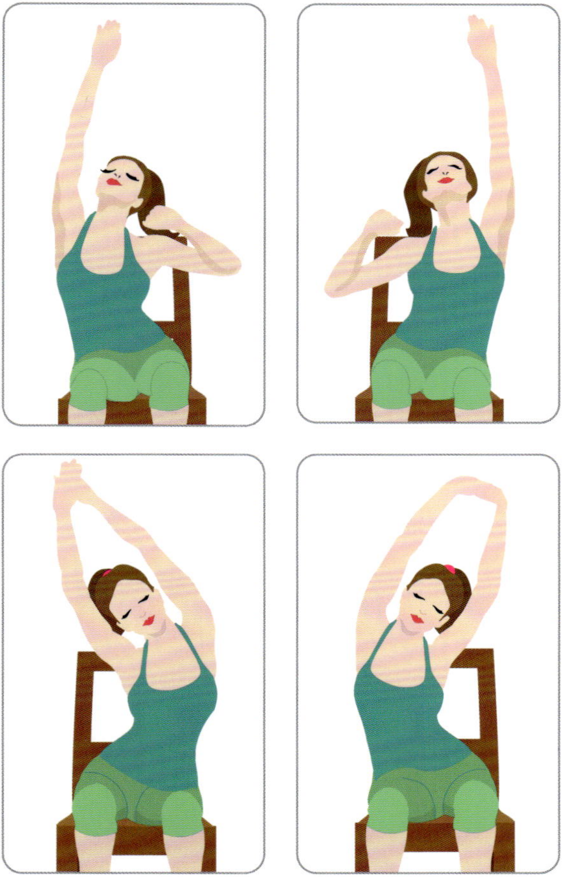

TAG 4

Übung am Schreibtisch

WIRBELSÄULE STRECKEN

5 X PRO SEITE

- Aufrechter Sitz.
- Beine hüftbreit auseinander, Füße auf dem Boden.
- Kopf leicht in den Nacken legen, die Augen sind geschlossen.
- Beide Arme gestreckt nach oben führen.
- Nun den linken Arm anwinkeln und nach unten führen, bis die Hand auf Schulterhöhe ist.
- Seiten wechseln: Den linken Arm nach oben ausstrecken und den rechten anwinkeln. 10-mal im Wechsel ausführen, dabei tief ein- und ausatmen.
- Nun beide Arme ausstrecken, die Hände über dem Kopf zusammenführen. Die Arme sind gestreckt.
- Dann Arme und Rumpf erst zu einer Seite neigen, Position für 3 Atemzüge halten.
- Zurück zur Mitte und dann zur anderen Seite neigen, Position für 3 Atemzüge halten.

Mehr Bewegung

Insgesamt 1 Stunde draußen spazieren gehen, Rad fahren oder joggen, entweder am Stück, 3 x 20 Minuten oder 2 x 30 Minuten. Zeit festlegen und als Termin(e) in den Kalender eintragen.

Entspannen

Eine bewusste Pause machen: Augen vom Bildschirm wenden, das Radio lauter machen und für die Dauer eines Liedes entspannen. Oder kurz Lieblingsmusik einschalten. Augen schließen, tief durchatmen oder kurz ans geöffnete Fenster stellen.

Kopfkreisen

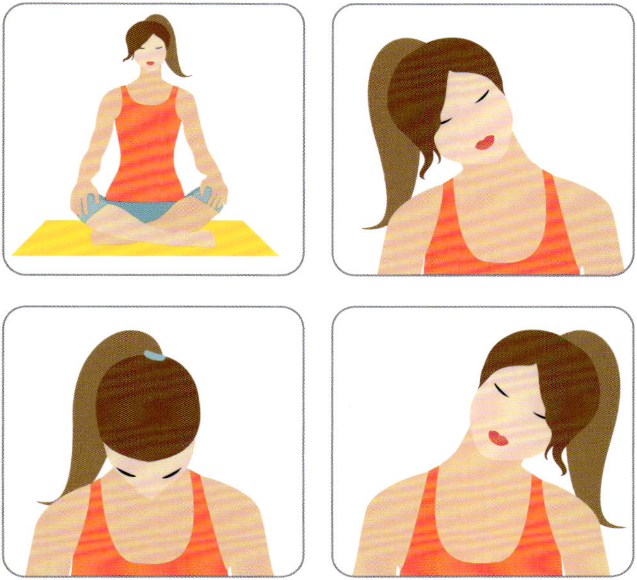

TAG
5

Übungen am Schreibtisch

KOPFKREISEN

5 X PRO SEITE

- Aufrechter Sitz auf dem Stuhl oder im Schneidersitz auf dem Boden.
- Der Rücken ist gerade, die Hände liegen locker auf den Beinen.
- Der Kopf ist gerade, Nacken und Schultern sind entspannt.
- Nun den Kopf langsam zur rechten Seite neigen, das Ohr in Richtung Schulter führen.
- Dann das Kinn weiter nach unten, in einem Halbkreis über die Brust führen, bis das linke Ohr zur linken Schulter zeigt.
- Vorsichtig weiterkreisen, ohne den Kopf in den Nacken zu legen.
- Schultern und Arme dabei locker hängen lassen.
- Zurück in die gerade Kopfhaltung kommen, kurz pausieren und dann in die andere Richtung kreisen.

Mehr Bewegung

Nach jedem Aufstehen vom Schreibtisch und vor jedem erneuten Hinsetzen, mindestens aber 5 x am Tag, 15 bis 30 Kniebeugen ausführen. Im eigenen Tempo ausführen, so weit nach unten gehen wie möglich. Die Arme sind dabei nach vorn ausgestreckt.

Augenübung

BLINZELN!

Etwa eine Minute lang blinzeln, so locker und schnell wie möglich. Das löst den starren „Bildschirmblick", versorgt die Augen mit Tränenflüssigkeit und trainiert die Augenmuskeln. Mehrmals pro Tag wiederholen. Zusätzlich auch auf häufiges „einfaches" Blinzeln achten. Das verhindert das Austrocknen der Augen.

Schulterentlastung

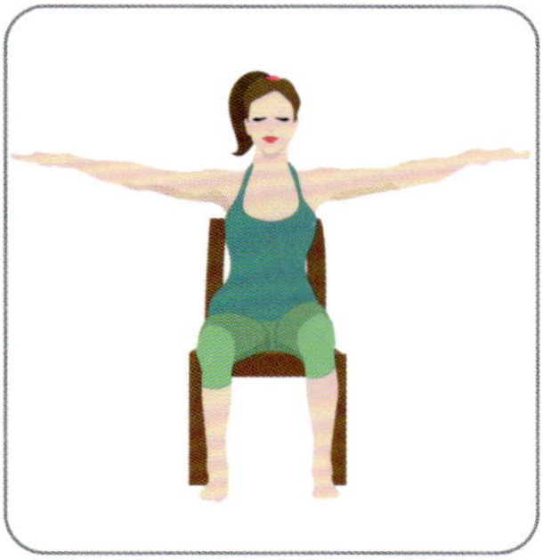

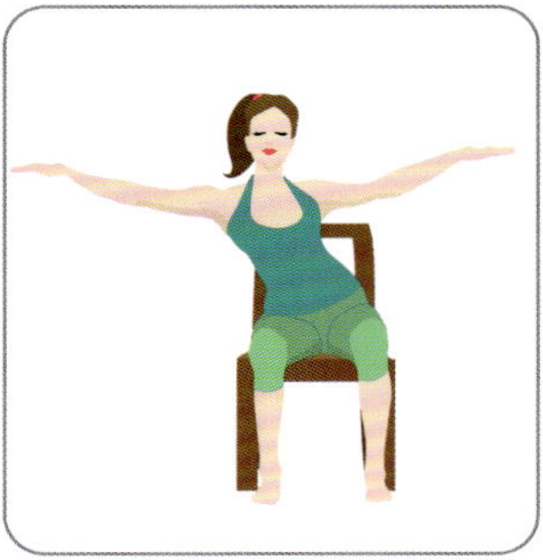

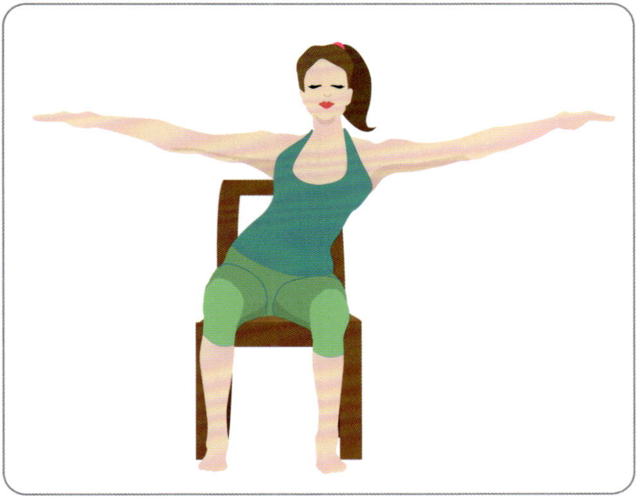

TAG
6

Übungen am Schreibtisch

SCHULTERENTLASTUNG

10 X

- Aufrechter Sitz auf dem Stuhl.
- Die Beine sind etwa hüftbreit geöffnet, die Füße sind auf dem Boden.
- Beide Arme zu den Seiten ausstrecken, ungefähr auf Schulterhöhe.
- Die Schultern sind locker, nicht angespannt.
- Nun den gesamten Oberkörper von der Hüfte aus erst zur rechten Seite strecken, danach zur linken.
- Dabei tief ein- und ausatmen.

SCHULTERN UND NACKEN LOCKERN

10 X

siehe Tag 2

Mehr Bewegung

Insgesamt 1 Stunde draußen spazieren gehen, Rad fahren oder joggen, entweder am Stück, 3 x 20 Minuten oder 2 x 30 Minuten. Zeit festlegen und als Termin(e) in den Kalender eintragen.

Entspannen

REGELMÄSSIGES TRINKEN

Die wichtigste Regel lautet: ausreichend trinken! Unerlässlich für Gehirn und Augen, genauso wirkungsvoll wie jede Anti-Stress-Übung. Und es lässt sich optimal zu einer „Mehr Schritte pro Tag"-Übung machen: Jedes Glas Wasser einzeln holen, dabei möglichst einen Umweg gehen.

Achtung: Wer dazu neigt, das regelmäßige Trinken zu vergessen, braucht Reminder: Zettel an den Bildschirm kleben, optische oder akustische Erinnerungen setzen (Outlook, Handy).

TAG 7

Dehnen der Rumpfmuskulatur

1

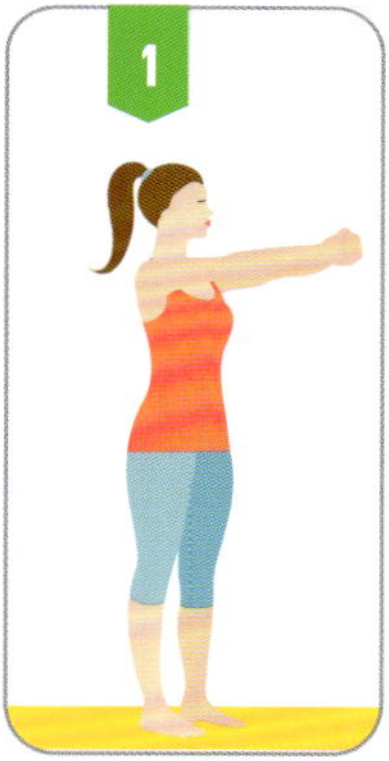

2

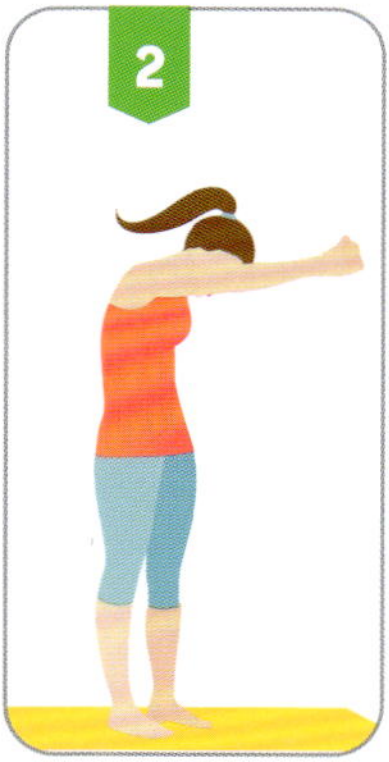

3

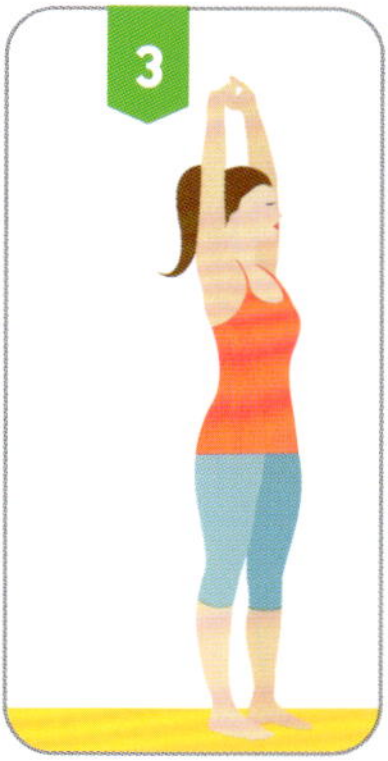

4

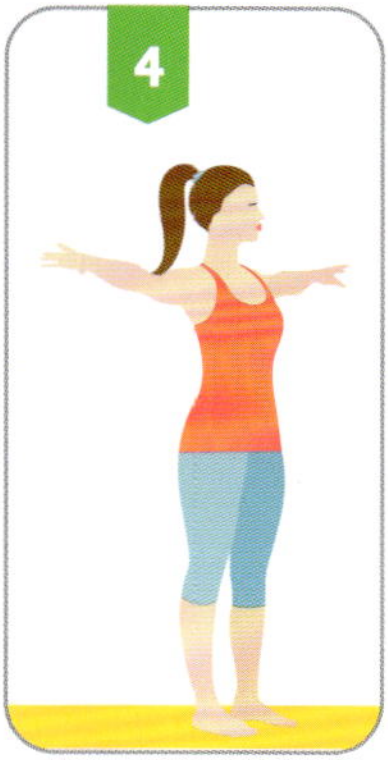

5

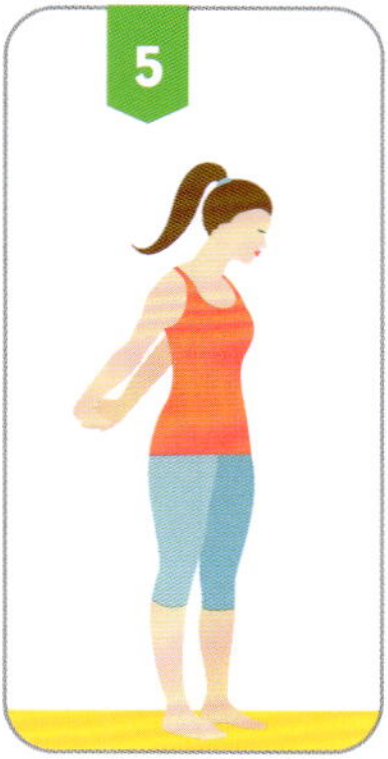

TAG
7

Übung im Stand

DEHNEN DER RUMPF-MUSKULATUR

8 X

- Stabiler Stand, die Beine sind leicht geöffnet.
- Die Arme in Brusthöhe gerade nach vorn ausstrecken, die Hände verschränken. Die Handinnenflächen zeigen nach außen.
- Einatmen und beim Ausatmen die Hände weiter nach vorn schieben, dabei den Kopf zur Brust ziehen und den Oberkörper runden, aber nicht zu weit nach vorn neigen.
- Die Dehnung zwischen den Schulterblättern spüren.
- Beim nächsten Einatmen die Arme nach oben über den Kopf führen. Ausatmen.
- Beim nächsten Einatmen die Hände lösen und die Arme gestreckt an den Seiten erst nach unten und dann hinter den Körper führen.
- Die Hände hinter dem Körper wieder verschränken.
- Beim Ausatmen die Schultern zurückziehen, die Brust heben, den Kopf zur Brust führen.
- Bauchspannung halten.

Augenübung

AUGEN SCHLIESSEN

Entspannt Augen und Geist: Augen schließen und für mindestens 10 Atemzüge geschlossen halten. Tief ein- und ausatmen.

Intensive Seitendehnung

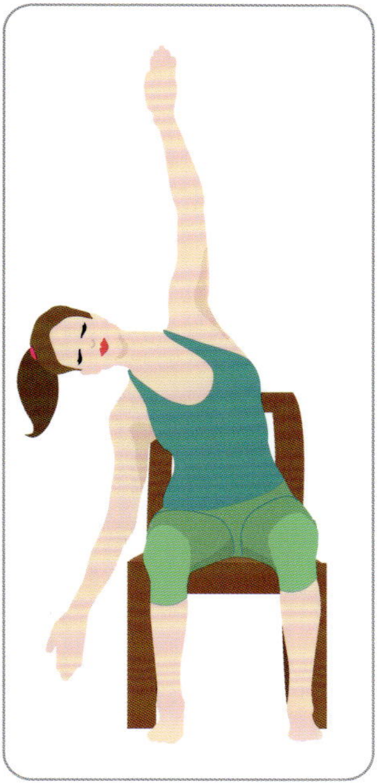

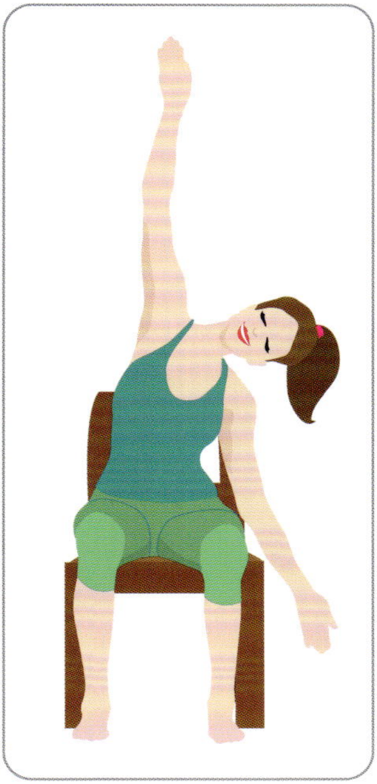

TAG 8

Übung am Schreibtisch

INTENSIVE SEITENDEHNUNG

3 X PRO SEITE

- Aufrechter Sitz.
- Den rechten Arm an der Seite gestreckt nach unten führen, den linken Arm gerade nach oben ausstrecken.
- Den Kopf zur rechten Schulter sinken lassen.
- 3-mal hintereinander tief in die linke Körperseite hineinatmen.
- Position lösen und anschließend zur anderen Seite ausführen.

SCHULTERENTLASTUNG

10 X

siehe Tag 6

Mehr Bewegung

Insgesamt 1 Stunde draußen spazieren gehen, Rad fahren oder joggen, entweder am Stück, 3 x 20 Minuten oder 2 x 30 Minuten. Zeit festlegen und als Termin(e) in den Kalender eintragen.

Abschalten und Auspowern

SCHATTENBOXEN

3 X 30 SEKUNDEN

- Aufrechter, stabiler Stand.
- Die Arme sind angewinkelt, die Hände zu Fäusten geballt und auf Schulterhöhe.
- Nun die Arme abwechselnd nach vorn ausstrecken, also vor dem Körper schnell in die Luft boxen, mindestens 30 Sekunden lang.
- Die Arme bleiben auf Schulterhöhe.

Brustöffner

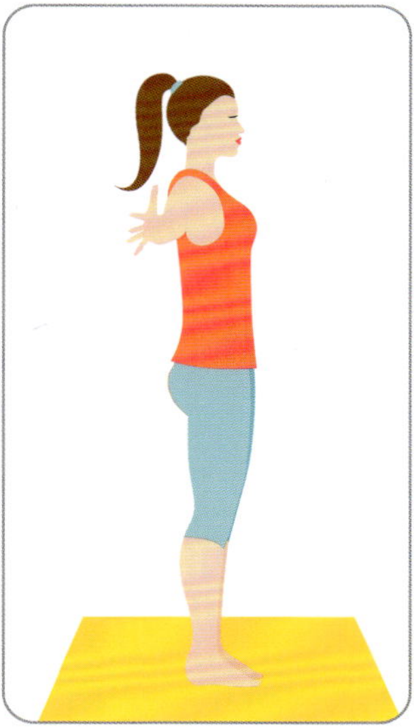

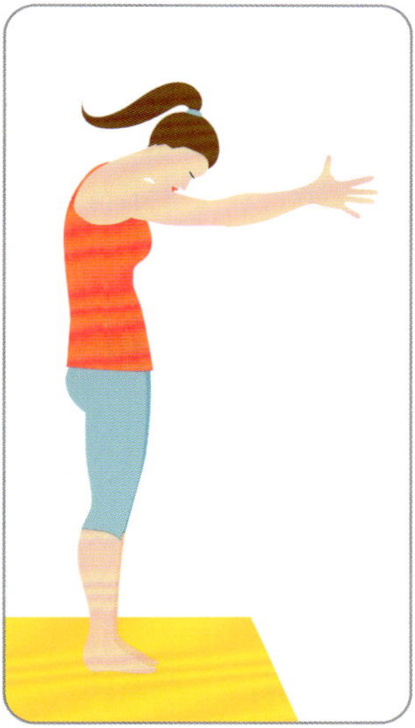

Übungen im Stand

BRUSTÖFFNER

8 X

- Aufrechter, stabiler Stand.
- Die Arme sind in Schulterhöhe zu beiden Seiten ausgestreckt, die Finger sind gestreckt und gespreizt.
- Tief einatmen, Finger noch weiter vom Rumpf wegstrecken, Brustkorb heben.
- Beim Ausatmen die Arme auf Brusthöhe ausgestreckt vor dem Körper zusammenführen, der Blick geht Richtung Bauchnabel.
- Den Bauchnabel nach innen ziehen, den Rücken runden.
- Die Fingerspitzen ziehen dabei noch weiter nach vorn, die Brust nach hinten.

BOGEN

5 X PRO SEITE

siehe Tag 3

Augenübung

MASSAGE

Augen schließen und mit den Fingerkuppen den Rand der Augenhöhlen massieren, mit beiden Händen und an beiden Augen gleichzeitig: An der Nasenwurzel beginnen, dann nach außen über die Augenbrauen bzw. den Knochen unterhalb der Augenbrauen entlang bis zur Schläfe. Anschließend den Rand der Jochbeine unterhalb der Augen massieren. Mehrfach wiederholen.

Seitwärtsdrehung

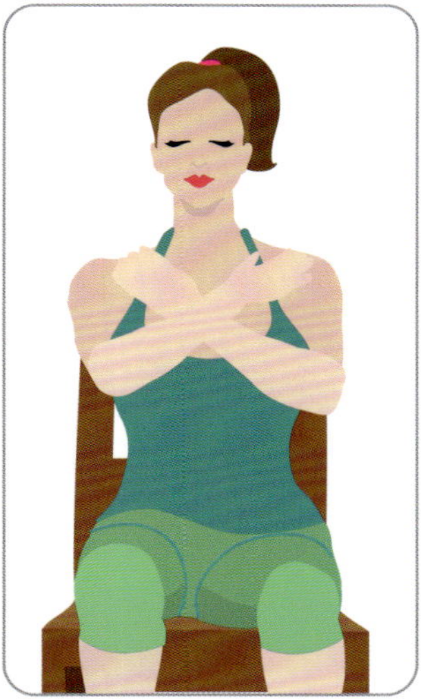

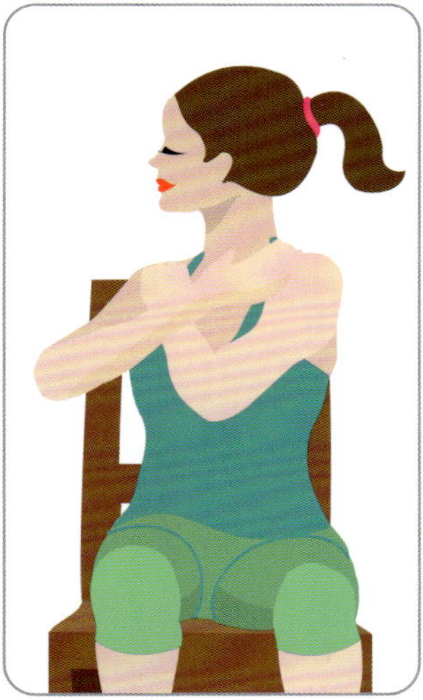

TAG 10

Übung am Schreibtisch

SEITWÄRTSDREHUNG

3 X PRO SEITE

Rotationsbewegungen kommen in unserem Alltag viel zu selten vor, aber sie sind enorm wichtig für den Erhalt unserer Beweglichkeit.

- Aufrechter Sitz.
- Arme vor der Brust kreuzen, und die Handflächen ungefähr unter den Schultern auf den Oberkörper legen.
- Nun Rumpf und Kopf zur rechten Seite drehen.
- Der Bewegung nachspüren und 3-mal tief ein- und ausatmen.
- Danach zur anderen Seite ausführen.

Mehr Bewegung

Insgesamt 1 Stunde draußen spazieren gehen, Rad fahren oder joggen, entweder am Stück, 3 x 20 Minuten oder 2 x 30 Minuten. Zeit festlegen und als Termin(e) in den Kalender eintragen.

Anti-Stress

LÄCHELN

1 Minute lächeln. Egal, ob es ein echtes oder aufgesetztes Lächeln ist: Durch die Muskelbewegung wird der Nerv aktiviert, der im Gehirn positive Stimmung signalisiert. Aber es sollte mindestens 1 Minute dauern. Am besten an etwas Lustiges oder Schönes denken, so ist es leichter und entspannt doppelt.

TAG 11

Bein-Balance

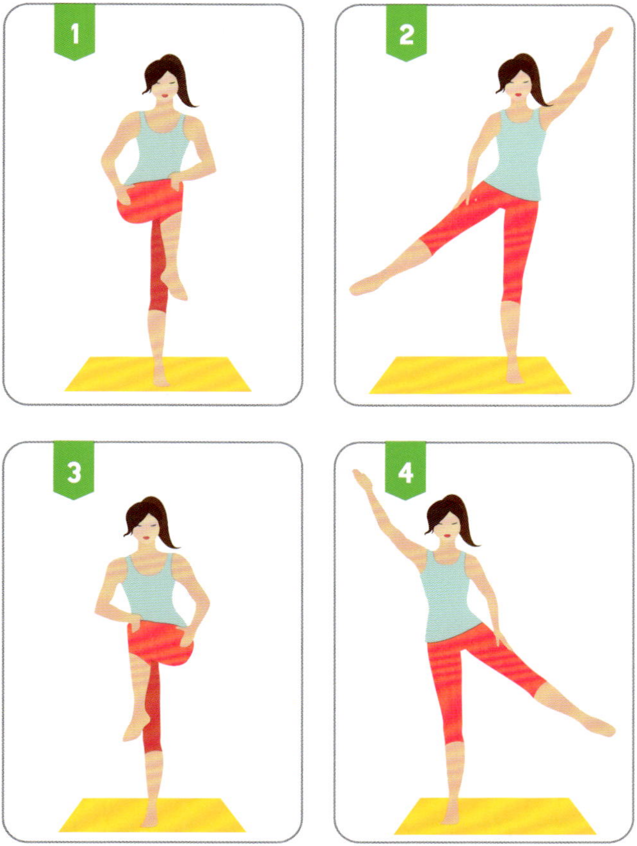

TAG 11

Übungen im Stand

BEIN-BALANCE

10 X PRO SEITE

- Aufrechter Stand, die Beine sind etwa hüftbreit geöffnet.
- Die Hände liegen auf den Oberschenkeln.
- Das rechte Bein anheben und gleichzeitig die linke Hand zum rechten Knie führen.
- Das rechte Bein wieder strecken und zur Seite führen.
- Gleichzeitig den linken Arm nach oben ausstrecken.
- Im Wechsel anwinkeln und strecken.
- Anschließend die Seiten wechseln.

Abschalten und Auspowern

JUMPING JACK

20 X

Beim altbekannten Hampelmann ist der gesamte Körper im Einsatz und es werden ordentlich Kalorien verbrannt.

- Ausgangsposition: aufrechter, gerader Stand, die Hände hängen locker an der Seite.
- Nun auf der Stelle springen, während des Sprungs die Beine zur Seite öffnen und gleichzeitig die Arme gestreckt über die Seite nach oben führen.
- 20 Wiederholungen (aber 30 sind noch besser).

Entspannen

Minimal-Entspannung für krasse Workaholics: Während des Telefonierens die Augen schließen und ausschließlich auf das Gespräch konzentrieren. Nicht auf den Bildschirm blicken, nicht die neue E-Mail lesen.

TAG 12

Schulter-, Hals- und Nackendehnung

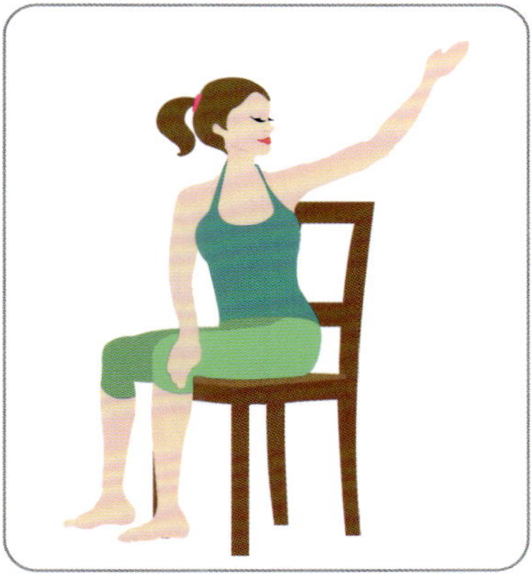

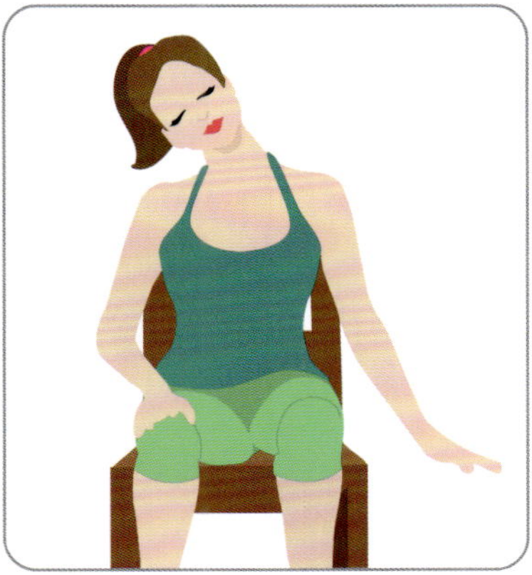

TAG 12

Übungen am Schreibtisch

SCHULTERDEHNUNG

3 X PRO SEITE

- Aufrechter Sitz, die Füße sind auf dem Boden, die Arme hängen locker an den Seiten.
- Den linken Arm anheben und nach hinten oben austrecken.
- Die rechte Hand außen an den linken Oberschenkel legen, leichten Druck ausüben, mit dem Bein dagegenhalten.
- Den Kopf nach links drehen.
- Tief in die gedehnte Seite atmen und die Position für einige Atemzüge halten.
- Danach zur anderen Seite ausführen.

HALS- UND NACKENDEHNUNG

3 X PRO SEITE

- Aufrechter Sitz, die Hände liegen locker auf den Oberschenkeln.
- Tief in den Bauch hinein atmen.
- Nun den Kopf zur rechten Schulter neigen, ...
- ... dabei den linken Arm nach unten ausstrecken. Die Handfläche ist angewinkelt und zeigt zum Boden.
- Die Handfläche noch weiter Richtung Boden ziehen.
- Die Position 10 Sekunden halten, dabei ruhig atmen.
- Die Position wieder lösen und entspannt aufrecht sitzen.
- Danach zur anderen Seite.

Mehr Bewegung

Insgesamt 1 Stunde draußen spazieren gehen, Rad fahren oder joggen, entweder am Stück, 3 x 20 Minuten oder 2 x 30 Minuten. Zeit festlegen und als Termin(e) in den Kalender eintragen.

Entspannen

ATMEN

Die positive Wirkung von bewusstem Atmen kann gar nicht oft genug betont werden: Sobald man ruhig atmet, wird sofort der gesamte Körper ruhiger und entspannt sich.

TAG 13

Knieheben am Stuhl

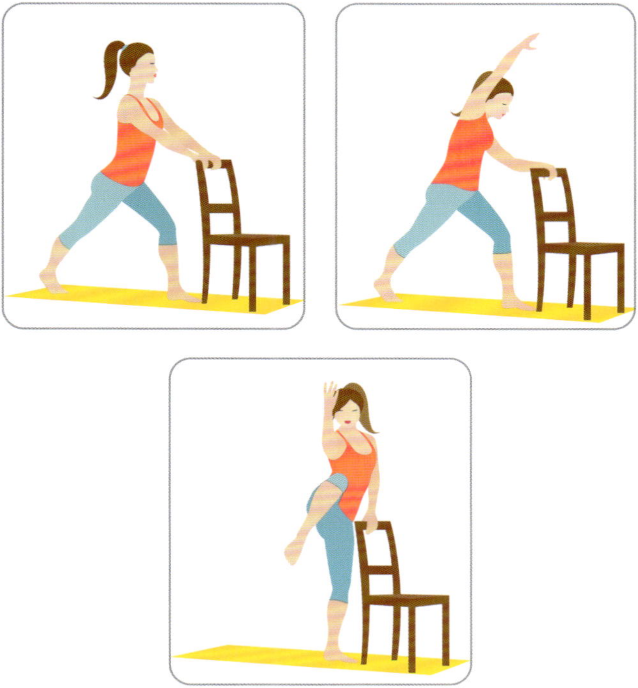

Übungen im Stand

KNIEHEBEN AM STUHL

8 X PRO SEITE

- Stand hinter dem Stuhl.
- Leichter Ausfallschritt Richtung Stuhl: Das rechte Bein ist nach hinten ausgestreckt, die Ferse angehoben. Das linke Bein ist leicht gebeugt.
- Die Hände liegen locker auf der Stuhllehne.
- Der Rücken ist gerade, der Blick nach vorn gerichtet.
- Den rechten Arm über die Seite nach oben führen, dabei den Oberkörper nach links neigen, bis eine Dehnung in der rechten Seite spürbar ist.
- Aus dieser Position das rechte Bein anwinkeln und das Knie seitlich nach oben führen.
- Gleichzeitig den rechten Arm anwinkeln und den Ellbogen in Richtung Knie führen.
- Danach wieder in die Dehnposition zurückkehren.
- Anschließend die Seiten wechseln.

BRUSTÖFFNER

8 X

siehe Tag 9

Augenübung

FERNBLICK

Ein anhaltender Bildschirmblick ist anstrengend für die Augenmuskeln. Ideal wäre es, den Blick mindestens einmal pro halbe Stunde in die Ferne zu richten. Damit ist aber die tatsächliche Ferne gemeint, nicht der Blick durchs Zimmer: 40 Meter sollten es mindestens sein. Also aufstehen (da freut sich auch der Rücken) und aus dem Fenster blicken.

TAG
14

Entspannung für die Füße

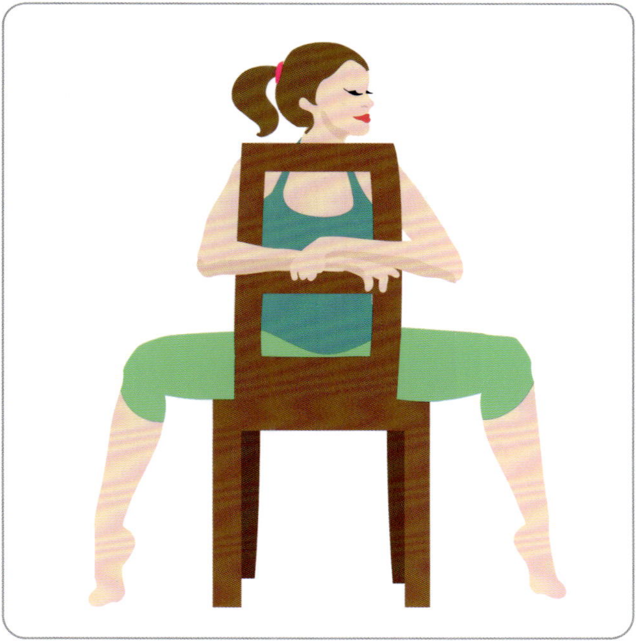

Übungen am Schreibtisch

ENTSPANNUNG FÜR DIE FÜSSE

10 X

- Aufrechter, entspannter Sitz, die Schultern bewusst fallen lassen.
- Die Arme ggf. auf den Schreibtisch stützen oder verkehrtherum auf dem Stuhl sitzen und die Arme hinter der Lehne verschränken.
- Die Beine sind weit geöffnet.
- Zehenspitzen aufstellen und bewusst die gesamte Fußsohle dehnen.
- Spannung einen Moment halten, dann die Füße auf den Boden absenken.
- Im Wechsel aufstellen und absenken.
- Anschließend die Fußsohlen aus dem letzten Zehenspitzenstand langsam zurück auf den Boden gleiten lassen und zum Schluss kurz gegen den Boden pressen.

WIRBELSÄULE STRECKEN

5 X PRO SEITE

siehe Tag 4

Mehr Bewegung

Insgesamt 1 Stunde draußen spazieren gehen, Rad fahren oder joggen, entweder am Stück, 3 x 20 Minuten oder 2 x 30 Minuten. Zeit festlegen und als Termin(e) in den Kalender eintragen.

Anti-Stress

ZEHENWACKELN

Klingt albern? Wirkt Wunder! Einfaches Wackeln mit den großen Zehen führt schnell zu mentaler und physischer Entspannung, denn für das Zehenwackeln muss unser Gehirn etwas von der durch den Stress blockierten Energie freigeben. Zugleich löst die Bewegung die Muskelstarre, in die wir bei Stress oft unbewusst verfallen.

TAG
15

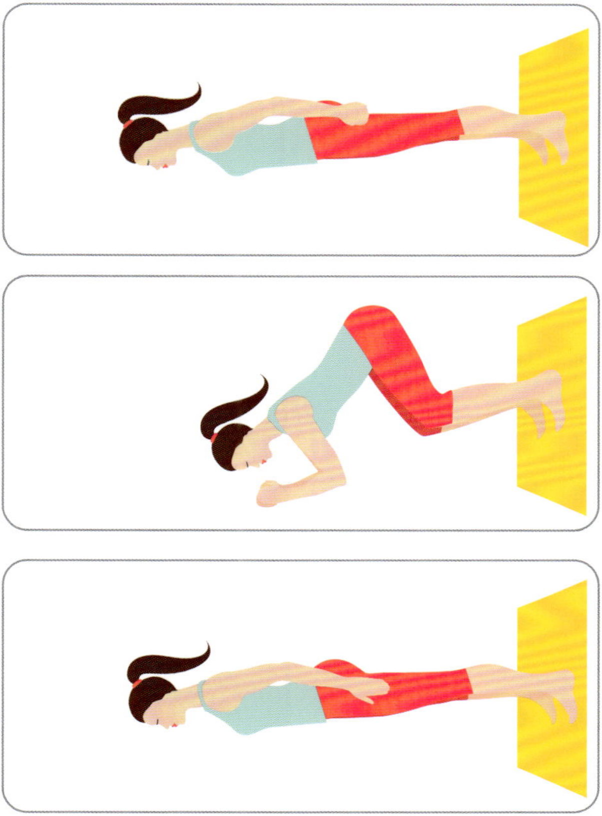

Powerpose

TAG 15

Übungen im Stand

POWERPOSE

10 X

Streckt die vom Sitzen verkürzten Muskeln und verleiht zudem Selbstbewusstsein und Ruhe, und ist damit eine ideale mentale Vorbereitung auf wichtige Termine.

- Aus dem aufrechten Stand die Schultern leicht zurücknehmen.
- Einatmen. Den Brustkorb dehnen.
- Beim Ausatmen die Knie beugen, Pomuskulatur anspannen.
- Gleichzeitig die Hände vor dem Körper zusammenführen und fest gegeneinanderpressen.
- Oberschenkelmuskeln anspannen. Spannung für mehre Atemzüge halten.
- Mit einem erneuten Einatmen wieder aufrichten, dabei die Arme mit Kraft nach hinten führen. Die Hände zu Fäusten ballen.
- Spannung halten.

BEIN-BALANCE

10 X PRO SEITE

siehe Tag 11

Abschalten und Auspowern

TANZEN!

Lieblingsmusik einschalten oder das Radio laut aufdrehen und durch das Zimmer oder besser noch die ganze Wohnung tanzen. Wild und schnell oder ganz entspannt – Hauptsache, es tut gut!

Mehr Bewegung

Beim Telefonieren umhergehen und nach jedem Telefonat 10 Kniebeugen oder eine beliebige Übung der vorherigen Karten ausführen.

Entspannung im Sitzen

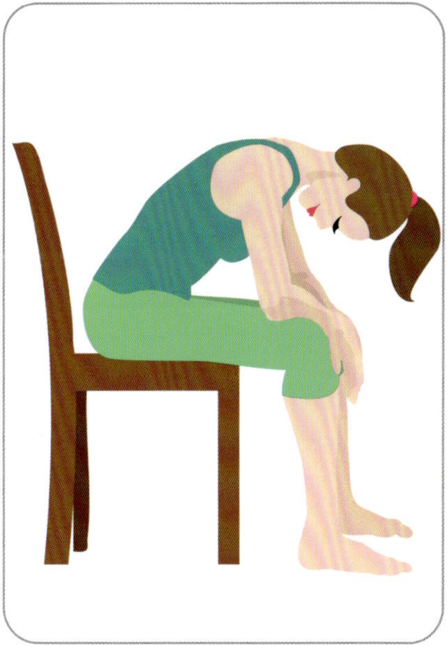

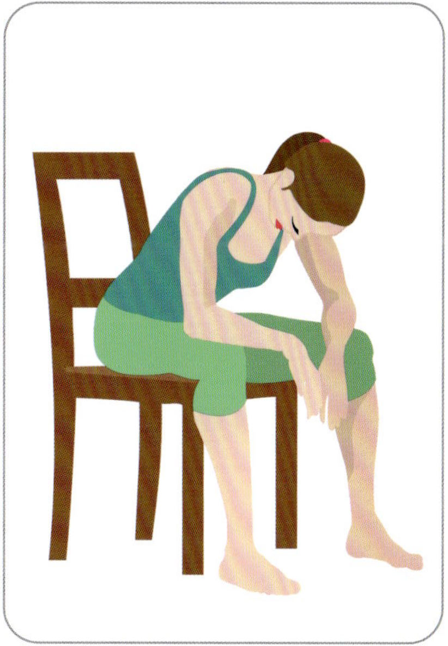

TAG
16

Übung am Schreibtisch

ENTSPANNUNG IM SITZEN

30 BIS 60 SEKUNDEN

Eine optimale Übung, um nach schwierigen Gesprächen, langen Konzentrationsphasen oder in hektischem Durcheinander zur Ruhe zu kommen, abzuschalten und kurz Kraft zu tanken.

- Aufrechter, bequemer Sitz auf dem Stuhl.
- Die Beine sind geöffnet, die Füße entspannt auf dem Boden.
- Leicht vorbeugen.
- Die Arme auf den Oberschenkeln aufstützen, die Hände locker hängen lassen.
- Den Kopf entspannt nach unten hängen lassen, die Schultern bewusst entspannen.
- Die Augen schließen und mindestens 10-mal tief ein- und ausatmen.

Augenübung

SONNENBAD

Sonnenwärme entspannt die Augenmuskeln: Augen schließen (!) und dann in Richtung Sonne wenden, ca. 30 Sekunden. An dunklen Tagen tut's auch die Wärme der Hände, siehe Tag 3: Palmieren.

Mehr Bewegung

Insgesamt 1 Stunde draußen spazieren gehen, Rad fahren oder joggen, entweder am Stück, 3 x 20 Minuten oder 2 x 30 Minuten. Zeit festlegen und als Termin(e) in den Kalender eintragen.

TAG
17

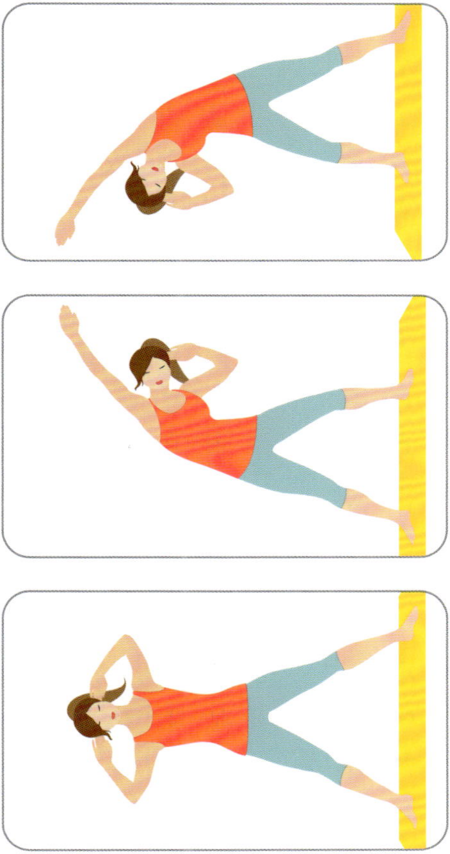

Seitliches Strecken

Übungen im Stand

SEITLICHES STRECKEN

5 X PRO SEITE

- Weiter Grätschstand, die Füße sind leicht nach außen gedreht.
- Die Arme sind angewinkelt angehoben, die Fingerspitzen liegen an den Schläfen. Die Ellbogen zeigen nach außen.
- Linkes Bein leicht beugen, Oberkörper leicht nach links drehen und etwas absenken. Dabei den rechten Arm seitlich über den Kopf strecken.
- Dann langsam in die Ausgangsposition zurückkehren.
- Anschließend die Seiten wechseln.
- Bewegungen langsam, kontrolliert und fließend durchführen.

DEHNEN DER RUMPFMUSKULATUR

5 X

siehe Tag 7

Entspannen

MEHR SAUERSTOFF!

Frische Luft und ausreichend Sauerstoff brauchen wir nicht nur zum Atmen, sondern auch zum Denken. Für eine gute und regelmäßige Belüftung sorgen. Am besten mehrmals täglich vor ein geöffnetes Fenster stellen und die Atemübung von Tag 2 ausführen.

Anti-Stress

In hektischen Phasen bewusst auf die gerade auszuführende Tätigkeit konzentrieren – und nur darauf. E-Mail-Programm schließen, Telefon auf „nicht stören“ stellen o. ä. Bei Bedarf ein Zeitlimit setzen. Beim Nachdenken die Augen schließen, das entspannt die Augen und erhöht die Konzentration.

Kniebeugen am Stuhl

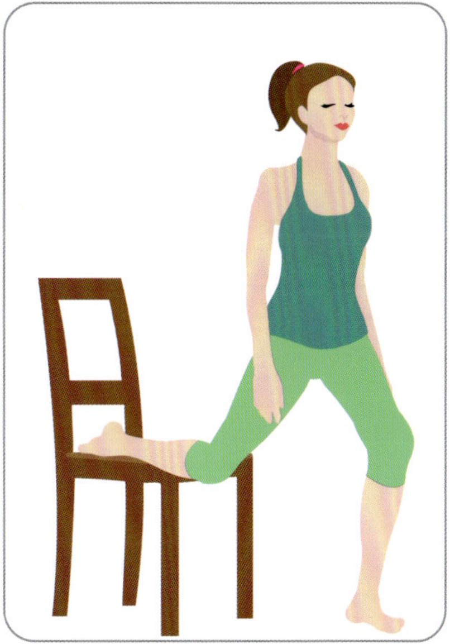

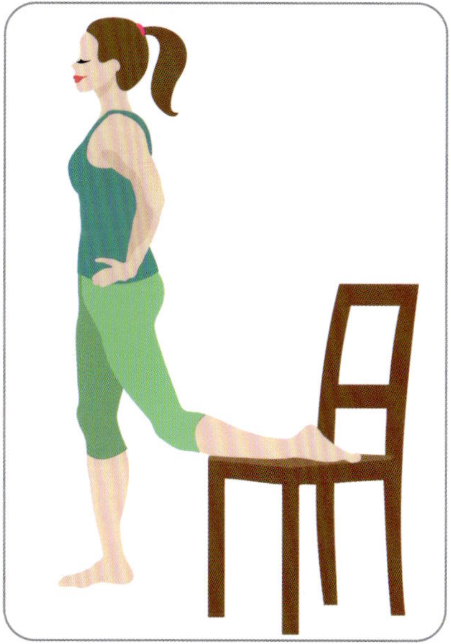

Übungen im Stand

KNIEBEUGEN AM STUHL

8 X PRO SEITE

Lockert und mobilisiert die Lendenregion und die gesamte Körpermitte, die durch langes Sitzen oft einseitig belastet wird und verspannt ist.

- Aufrechter Stand mit dem Rücken zum Stuhl.
- Rechtes Bein nach hinten anwinkeln und anheben, Fuß auf der Sitzfläche des Stuhls ablegen.
- Das Becken nach vorn ziehen und die Balance halten.
- Position 10 Atemzüge lang halten, dann zurück in die Ausgangsposition.
- Nun die Seiten wechseln.
- Ab dem nächsten Durchgang das Standbein abwechselnd beugen und strecken, also leichte Kniebeugen machen.
- Zum Abschluss Beine leicht ausschütteln und einen Moment entspannen.

KNIEHEBEN AM STUHL

8 X PRO SEITE

siehe Tag 13

Mehr Bewegung

Insgesamt 1 Stunde draußen spazieren gehen, Rad fahren oder joggen, entweder am Stück, 3 x 20 Minuten oder 2 x 30 Minuten. Zeit festlegen und als Termin(e) in den Kalender eintragen.

Auspowern und Abschalten

KURZ UND WIRKSAM

So schnell wie möglich auf der Stelle rennen. Arme anwinkeln und mitbewegen. 30 Sekunden bis 1 Minute, dann zur Ruhe kommen, dann wiederholen. Danach tief durchatmen. (Hilft auch nach frustrierenden Telefonaten.)

TAG
19

Pendeln in der Rumpfbeuge

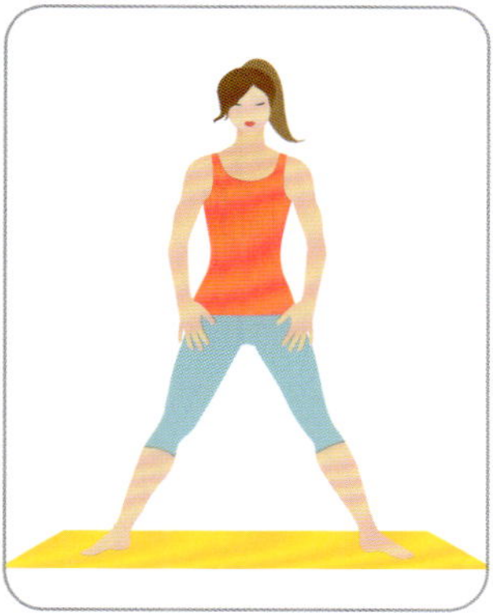

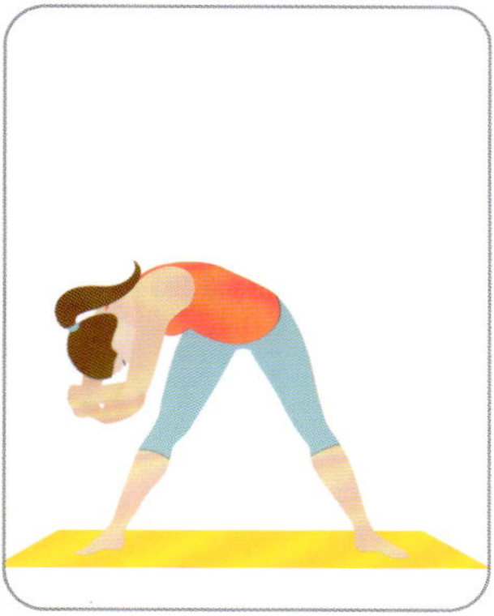

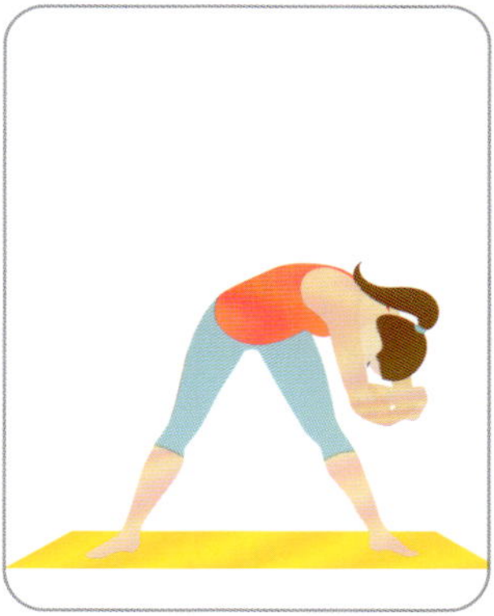

Übung im Stand

PENDELN IN DER RUMPFBEUGE

30 SEKUNDEN

Eine weitere Übung, die langes Sitzen ausgleicht. Sie lockert die Rumpf- und Armmuskulatur, dehnt die Beinrückseiten.

- Aufrechter Stand.
- Die Beine sind weit geöffnet.
- Die Arme hängen locker neben dem Körper.
- Langsam den Oberkörper nach vorn abrollen, dabei die Beine beugen – aber es sollte noch eine Dehnung in der Beinrückseite spürbar sein.
- Die Unterarme locker übereinanderlegen, mit den Händen die Ellbogen umfassen.
- Den Oberkörper, die Arme und den Kopf völlig locker hängen lassen ...
  ... und dann ohne Krafteinsatz von rechts nach links ...
  ... und wieder zurück pendeln.
- Mehrmals wiederholen

Augenübung

ABSTAND ÄNDERN

Mit einigem Abstand vor ein Bücherregal oder ein Poster an der Wand stellen und ein Wort fixieren, das gerade noch lesbar ist. Nun einen Schritt nach vorn machen, Wort erneut fixieren. Dann zwei Schritte zurück machen und wieder fixieren. Mehrfach wiederholen und immer abwarten, bis sich das Wort „scharf gestellt“ hat.

Anti-Stress

STRESS ABSCHÜTTELN

Wenn der Stress jeden Gedanken blockiert: einfach abschütteln. Aufstehen, Augen schließen, tief durchatmen und Arme, Beine, gesamten Körper durchschütteln. Danach kurz stehen bleiben und zur Ruhe kommen.

TAG 20

Standwaage und Anspanner

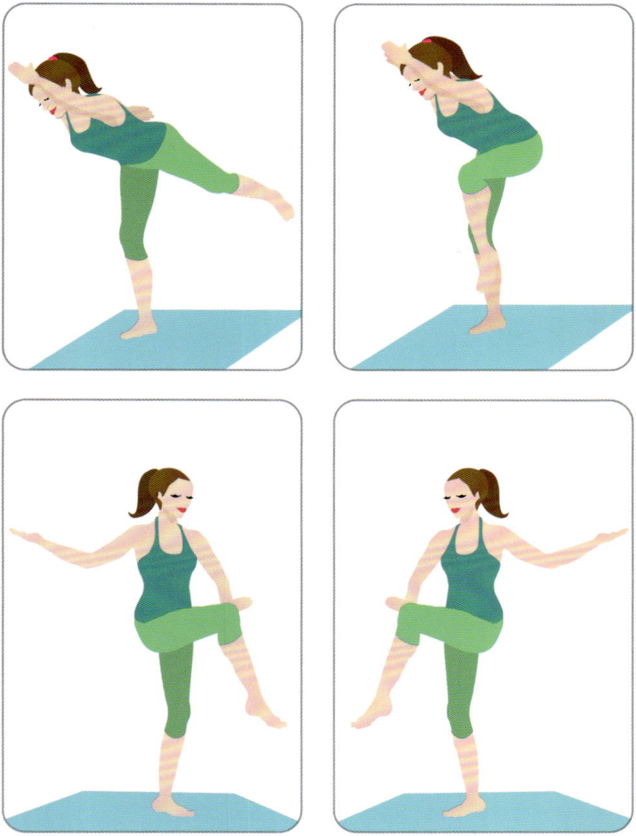

TAG 20

Übungen im Stand

STANDWAAGE

5 X PRO SEITE

- Aufrechter Stand, die Füße sind fast geschlossen.
- Gewicht auf das rechte Bein verlagern und das linke Bein nach hinten strecken. Gleichzeitig aus der Hüfte heraus vorbeugen, d. h. den Oberkörper so absenken, dass er eine gerade Linie mit dem ausgestreckten Bein bildet.
- Den linken Arm nach vorn ausstrecken, den rechten nach hinten.
- Die Balance finden.
- Arme im Wechsel vor und zurück schwingen.
- Dann das hintere Bein nach vorn anwinkeln, Arme weiter schwingen lassen.
- Zurück in den Stand, anschließend die Seiten wechseln.

ANSPANNER

5 X PRO SEITE

- Aufrechter, stabiler Stand.
- Den rechten Arm zur Seite ausstrecken.
- Das rechtes Bein angewinkelt anheben und die linke Hand zum Knie führen.
- Knie und Hand drücken gegeneinander.
- Die Position für 3 Atemzüge halten, dann zurück in den Stand.
- Anschließend die Seiten wechseln.

Mehr Bewegung

Insgesamt 1 Stunde draußen spazieren gehen, Rad fahren oder joggen, entweder am Stück, 3 x 20 Minuten oder 2 x 30 Minuten. Zeit festlegen und als Termin(e) in den Kalender eintragen.

Dehnen der Unterarme

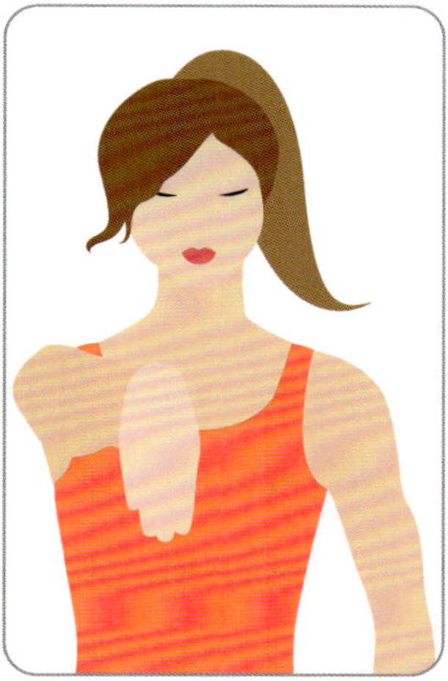

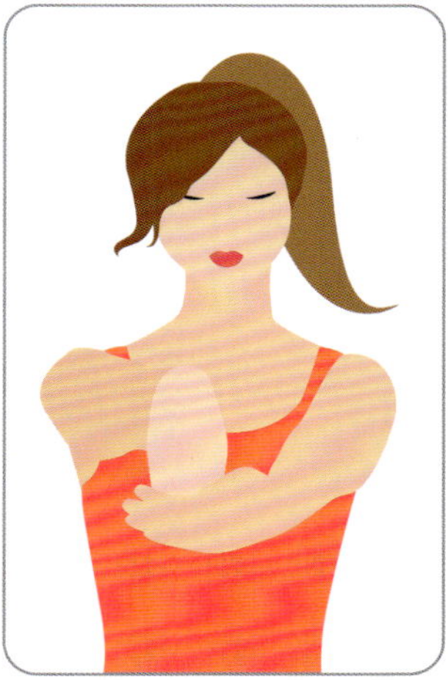

Übung im Stand oder am Schreibtisch

DEHNEN DER UNTERARME

10 BIS 15 SEKUNDEN PRO SEITE

- Aufrechter Stand oder aufrechter Sitz auf dem Stuhl.
- Den rechen Arm in Brusthöhe gerade nach vorn ausstrecken, die Armbeuge zeigt dabei nach oben.
- Die Hand nach unten abwinkeln.
- Nun die linke Hand vor die rechte Handfläche legen und mit sanftem Druck weiter Richtung Körper drücken, bis eine Dehnung im Unterarm deutlich spürbar ist.
- Die Position ca. 10 Sekunden halten, dabei ruhig ein- und ausatmen.
- Dann die Arme wechseln.

Augenübung

LUFTMALEREI

Einen Zeigefinger in etwa 20 cm Abstand vor die Augen halten und Zahlen, Buchstaben oder einfach Kringel in die Luft malen. Der Blick folgt der Fingerspitze. Zunehmend die Geschwindigkeit steigern, bis die Augen kaum noch folgen können. Anschließend die Augen schließen und entspannen.

Anti-Stress

PAUSEN SIND WICHTIG!

Gerade bei besonders viel Stress sollten Pausen keinesfalls entfallen, denn nur durch sie tanken wir neue Energie. Nicht am Schreibtisch sitzen bleiben, sondern aufstehen, strecken, eine Dehn- oder Atemübung ausführen (am besten beides), Wasser trinken.

TAG 22

Abrollen der Wirbelsäule

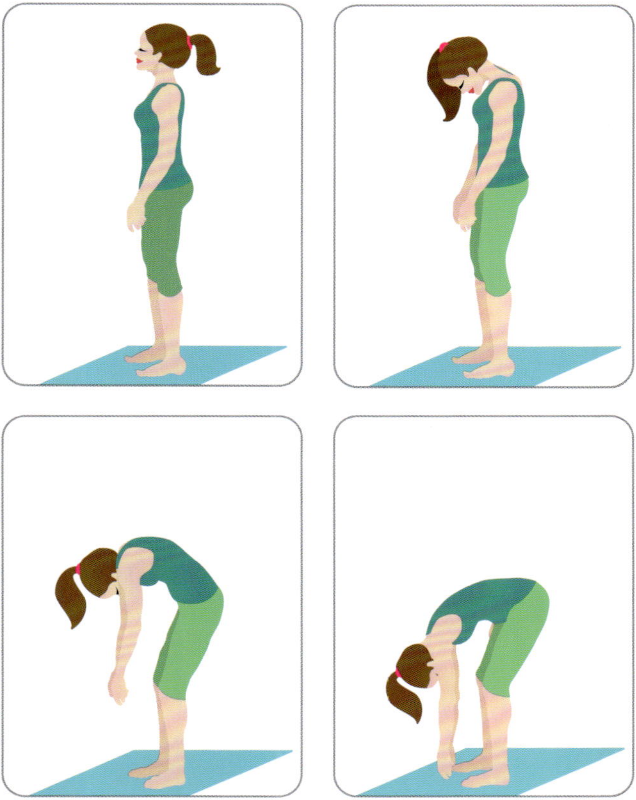

Übungen im Stand

ABROLLEN DER WIRBELSÄULE

3 X

Eine ideale Lockerungsübung nach mehrstündigem Sitzen oder zum Abschluss des Arbeitstages.

- Aufrechter Stand, Beine etwa schulterbreit geöffnet.
- Aufgerichtete Wirbelsäule, entspannte Schultern.
- Oberschenkelmuskeln anspannen, um die Knie zu entlasten.
- Das Becken leicht nach vorn kippen.
- Nun langsam, Wirbel für Wirbel den Oberkörper nach vorn hinabbeugen.
- Dabei tief ausatmen.
- Die Hände um die Knöchel oder an die Zehen legen und die Position für 5 Atemzüge halten.
- Den Kopf entspannt hängenlassen.
- Langsam wieder aufrichten und tief ein- und ausatmen.

DEHNEN DER RUMPFMUSKULATUR

3 X

siehe Tag 7

Mehr Bewegung

Insgesamt 1 Stunde draußen spazieren gehen, Rad fahren oder joggen, entweder am Stück, 3 x 20 Minuten oder 2 x 30 Minuten. Zeit festlegen und als Termin(e) in den Kalender eintragen.

Entspannen

GÄHNEN

Bitte einmal ausgiebig gähnen! Gähnen ist nichts anderes als ein besonders tiefes Atmen – das entspannt, wie wir inzwischen wissen. Außerdem werden so die Gesichtsmuskeln gelockert, die wir bei Stress gern verkrampfen.

Zehenspitzenstand

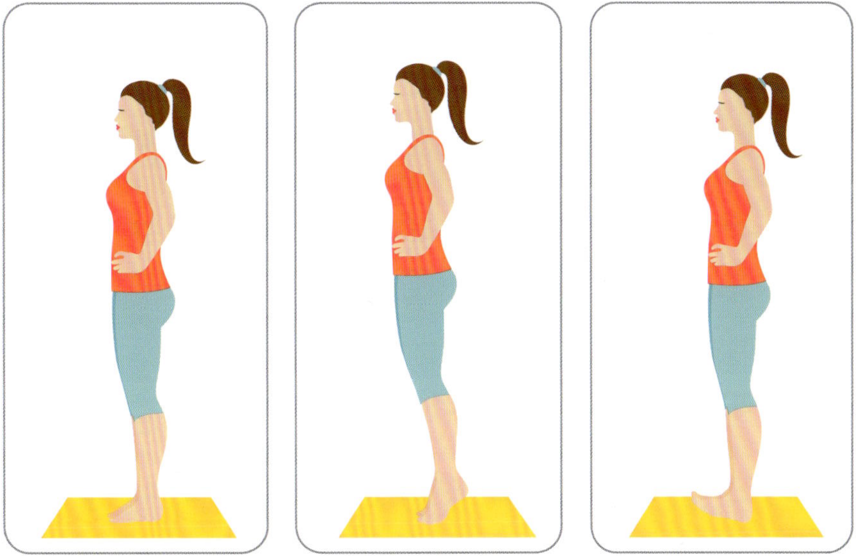

TAG
23

Übungen im Stand

ZEHENSPITZENSTAND

30 SEKUNDEN

- Aufrechter, stabiler Stand, die Beine sind leicht geöffnet.
- Die Hände sind in die Hüften gestützt.
- Beide Fersen gleichzeitig anheben und langsam das Gewicht auf die Zehenspitzen verlagern.
- Die Fersen wieder zum Boden führen, das Gewicht nun auf Fersen verlagern und die Fußspitzen anziehen.
- Mit dem Blick einen fixen Punkt suchen, um das Gleichgewicht besser halten zu können.
- Mehrfach wiederholen.

BEIN-BALANCE

10 X PRO SEITE

siehe Tag 11

Augenübung

NAH UND FERN

Einen Punkt in nächster Nähe (nicht den Bildschirm!) mit den Augen fixieren, dann einen Punkt in möglichst großer Entfernung, immer im Wechsel. Dabei so lange auf den Punkt sehen, bis er scharf ist.

Mehr Bewegung

Geeignete Telefontermine mit einem Spaziergang verknüpfen. Am besten gezielt so legen, dass genügend Zeit bleibt, um vorher eine ruhige Gegend, z. B. einen Park zu erreichen. Wenn Notizen erforderlich sind, Zettel und Stift einstecken und während des Telefonierens auf eine Bank setzen.

Herzöffner

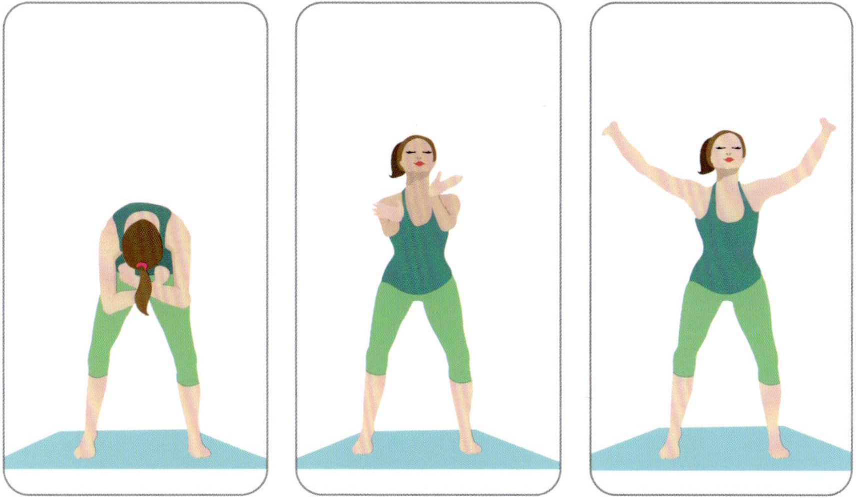

TAG
24

Übungen im Stand

HERZÖFFNER

10 X

Die Fortgeschrittenen-Variante des Brustöffners. Mobilisiert die gesamte Oberkörper- und Armmuskulatur.

- Aufrechter Stand, die Beine sind etwa schulterbreit geöffnet.
- Die Knie sind leicht gebeugt.
- Den Po nach hinten schieben, den Oberkörper nach vorn beugen, den Rücken dabei rund werden lassen.
- Die Arme angewinkelt vor der Brust kreuzen.
- Der Kopf hängt locker nach unten.
- Die Hände zu Fäusten ballen, die Muskulatur anspannen.
- Nun einatmen und dabei langsam aufrichten, die Arme seitlich nach oben ausstrecken.
- Dann den Rücken wieder runden und die Arme erneut vor der Brust verschränken, die Muskulatur anspannen.
- Im Wechsel ausführen.

SEITLICHES STRECKEN

5 X PRO SEITE

siehe Tag 17

Mehr Bewegung

Insgesamt 1 Stunde draußen spazieren gehen, Rad fahren oder joggen, entweder am Stück, 3 x 20 Minuten oder 2 x 30 Minuten. Zeit festlegen und als Termin(e) in den Kalender eintragen.

TAG
25

Planke und Cross-Lift

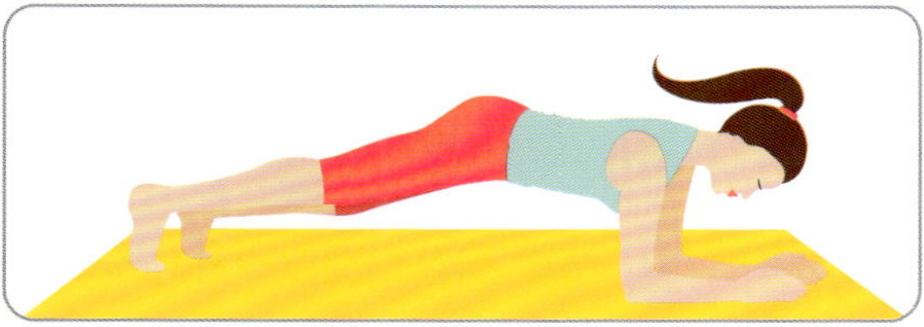

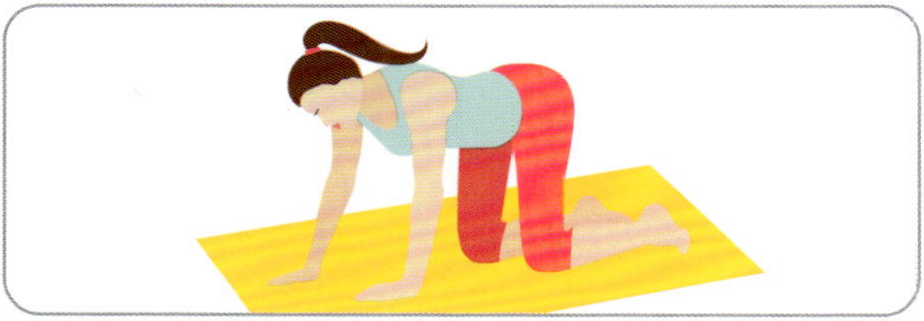

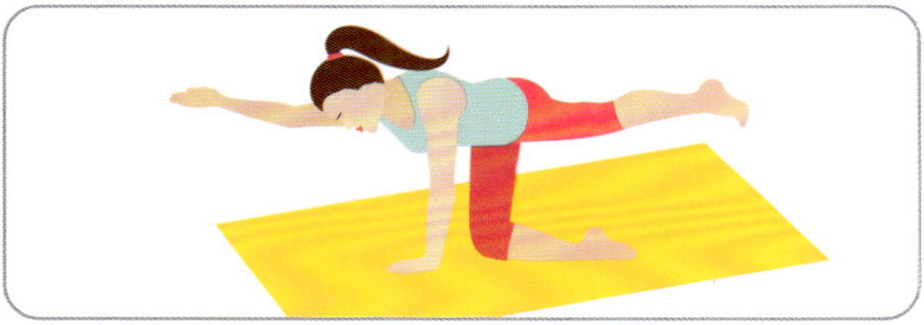

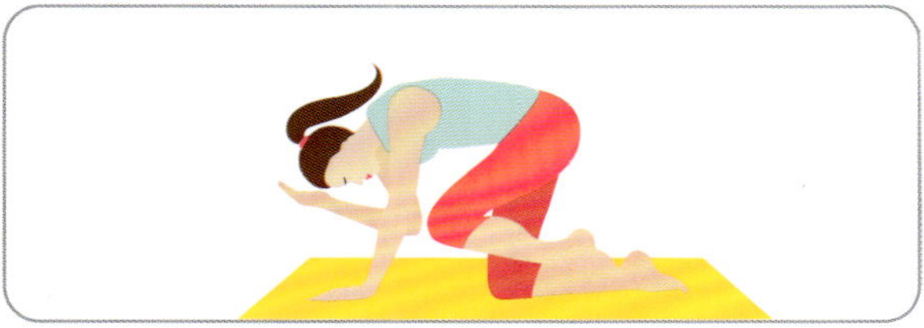

TAG 25

Übungen am Boden

PLANKE

15 BIS 30 SEKUNDEN

Kraftübung für den gesamten Körper. Und beste Ablenkung von allen beruflichen Gedankenkreisen – Konzentration auf etwas anderes ist unmöglich.

- Aus der Bauchlage die Unterarme auf dem Boden aufstützen.
- Die Füße aufstellen.
- Die Schultern sind über den Ellbogen.
- Der Blick ist zum Boden gerichtet, der Kopf in der Verlängerung der Wirbelsäule.
- Der gesamte Körper ist in einer geraden Linie.
- Position so lange wie möglich halten.

CROSS-LIFT

10 X PRO SEITE

Löst die Anspannung nach der Planke und lockert die Muskulatur.

- Vierfüßlerstand, der Blick ist zum Boden gerichtet.
- Den rechten Arm gerade nach vorn ausstrecken, gleichzeitig das linke Bein anheben und gestreckt nach hinten führen.
- Nun rechten Arm und linkes Bein anwinkeln und Ellbogen und Knie unter dem Körper zusammenführen.
- Nach 10 Wiederholungen die Seiten wechseln.

Augenübung

BLICK IM DUNKELN

Die Augen schließen und mit geschlossenen Augen abwechselnd nach oben und unten „blicken". Dann nach links und rechts, anschließend im Kreis herum „gucken". Die Augen bleiben stets geschlossen. Die Blickbewegung lockert und trainiert die Augenmuskeln, die Dunkelheit entspannt sie gleichzeitig.

Diagonale

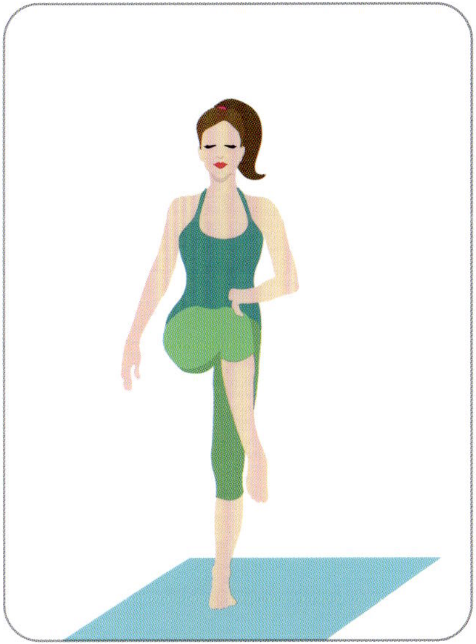

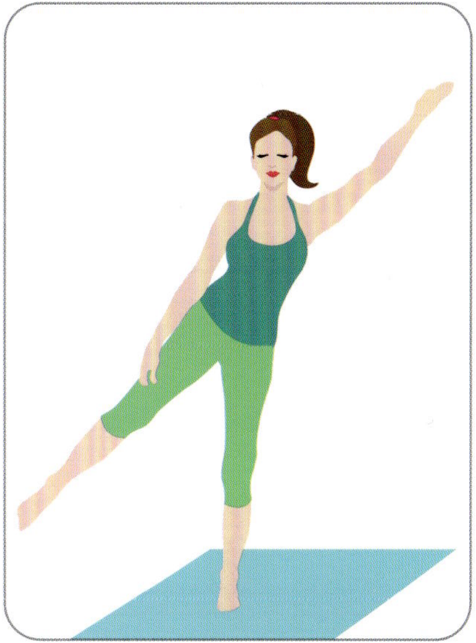

TAG 26

Übungen im Stand

DIAGONALE

10 X PRO SEITE

Balance- und Dehnübung, die den verkrampften Rücken entspannt.

- Aufrechter Stand.
- Das Gewicht auf das linke Bein verlagern, das rechte Bein anwinkeln und anheben.
- Die linke Hand zum rechten Knie führen.
- Balance halten.
- Einatmen und das angehobene Bein zur Seite ausstrecken. Gleichzeitig den linken Arm seitlich nach oben strecken.
- Dehnung im Rücken spüren, aber den Rücken dabei aufrecht und gerade halten.
- Beim Ausatmen Knie und Hand erneut zusammenführen.
- Nach 10 Wiederholungen in den aufrechten Stand zurückkehren.
- Dann die Seiten wechseln.

HERZÖFFNER

10 X

siehe Tag 24

Mehr Bewegung

Insgesamt 1 Stunde draußen spazieren gehen, Rad fahren oder joggen, entweder am Stück, 3 x 20 Minuten oder 2 x 30 Minuten. Zeit festlegen und als Termin(e) in den Kalender eintragen.

Anti-Stress

EINS NACH DEM ANDEREN

Immer nur eine Sache auf einmal erledigen. Multitasking ist keine Lösung, auch wenn die To-Do-Liste voll ist. Der Versuch, mehrere Aufgaben gleichzeitig zu erledigten, erhöht den Stressfaktor zusätzlich. Besser Prioritäten festlegen und Aufgaben nacheinander abarbeiten.

TAG
27

Dehnen im Langsitz

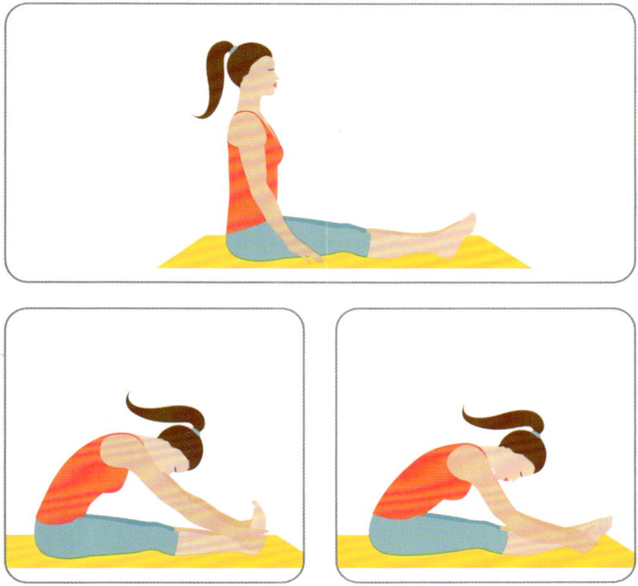

TAG 27

Übung am Boden

DEHNEN IM LANGSITZ

10 X

- Sitz auf dem Boden, die Beine sind gerade nach vorn ausgestreckt.
- Der Rücken ist aufrecht, die Schultern sind entspannt.
- Nun den Oberkörper nach vorn beugen und die Hände so weit wie möglich zu den Füßen führen.
- Sobald der Dehnschmerz zu groß wird, in der Dehnung wieder etwas nachgeben.
- Wenn die Füße nicht erreicht werden, an die Knöchel oder die Waden fassen.
- Die Fußspitzen anziehen.
- Den Kopf Richtung Brust neigen, der Blick geht zum Bauchnabel.
- Dann den Kopf langsam wieder etwas anheben, Blick nach vorn über die Füße richten, dabei die Füße wieder ausstrecken.

Augenübung

KALTE DUSCHE

Gegen müde Augen helfen kalte Wassergüsse: Augen geschlossen halten und mit beiden Händen Wasser gegen die Lider „schaufeln“. Mehrfach hintereinander.

Auspowern und Abschalten

LIEGESTÜTZE

So viele Liegestütze machen wie möglich. Danach kurze Pause, dann wieder Liegestütze, insgesamt drei „Durchgänge“.

TAG 28

Schulterblattheben

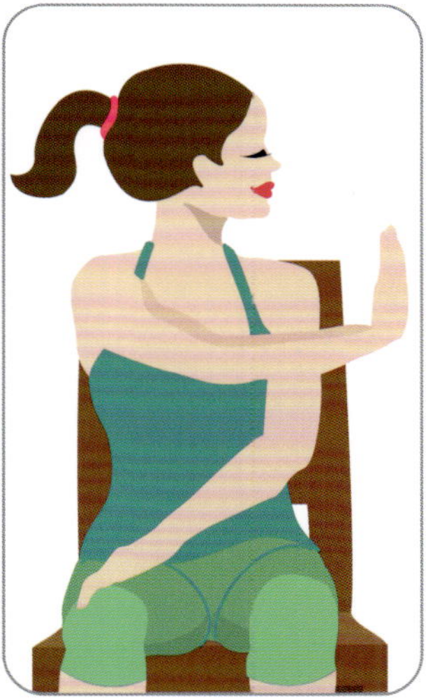

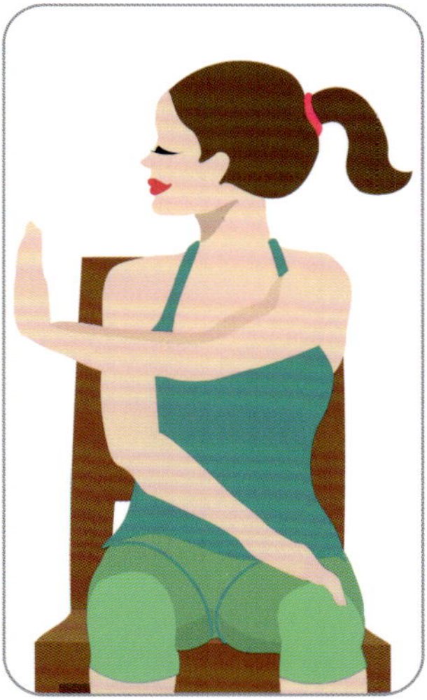

TAG
28

Übung am Schreibtisch

SCHULTERBLATTHEBEN

3 X PRO SEITE

- Aufrechter Sitz.
- Den rechten Arm angewinkelt vor den Körper führen, ungefähr in Brusthöhe, die Hand ist angehoben. Die Handfläche zeigt nach außen.
- Die linke Hand außen an den rechten Oberschenkel legen, das Bein drückt leicht gegen die Hand.
- Den Kopf nach links drehen.
- Tief einatmen, dabei die Wirbelsäule aufrichten und das rechte Schulterblatt heben.
- Die erhobene Hand unter Spannung weiter nach außen schieben.
- Ausatmen und die Position lösen.
- 10-mal ein- und ausatmen, dann zur anderen Seite ausführen.

Anti-Stress

ZEHENWACKELN + DÄUMCHENDREHEN

Beim Zehenwackeln (siehe Tag 14) zusätzlich die Hände verschränken – Daumen frei lassen – und die Daumen umeinander kreisen lassen.

Mehr Bewegung

Insgesamt 1 Stunde draußen spazieren gehen, Rad fahren oder joggen, entweder am Stück, 3 x 20 Minuten oder 2 x 30 Minuten. Zeit festlegen und als Termin(e) in den Kalender eintragen.

TAG
29

Hüftbeuger dehnen

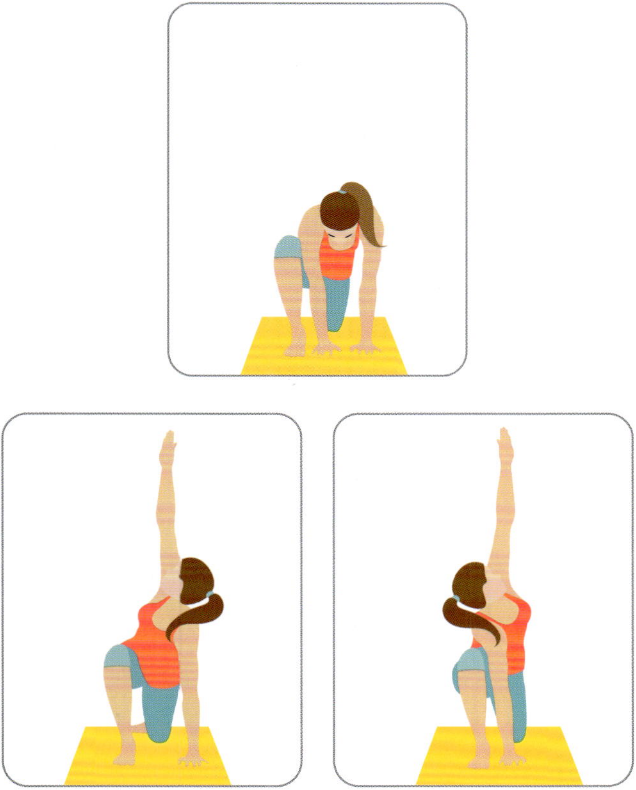

TAG 29

Übung am Boden

HÜFTBEUGER DEHNEN

5 X PRO SEITE

- Kniestand.
- Das rechte Bein ist vorn, das Knie bildet einen rechten Winkel.
- Das linke Knie liegt weit hinter der Hüfte auf dem Boden.
- Beide Hände sind links neben dem rechten Fuß aufgesetzt.
- Den Kopf zunächst noch hängen lassen.
- Den rechten Arm so weit wie möglich nach oben strecken, der Blick folgt der Hand.
- Dann den Arm wieder senken … … und den linken Arm nach oben strecken.
- Im Wechsel bleiben.
- Anschließend die Beine wechseln.

Augenübung

BILDSCHIRMPAUSE

Die beste Augenpflege sind regelmäßige Bildschirmpausen. 20 Sekunden helfen schon! Mindestens einmal pro Stunde, besser aber alle 20 Minuten den Blick vom Bildschirm wenden und idealerweise eine beliebige Augenübung durchführen.

Abschalten und Auspowern

TREPPENSTEIGEN

Ab zur nächsten Treppe und diese mindestens dreimal hintereinander in möglichst hohem Tempo hinunter- und wieder hinauflaufen. Bitte aber nicht in Pantoffeln oder Flipflops, sondern feste Schuhe tragen.

TAG 30

Bein- und Bauchtrainer

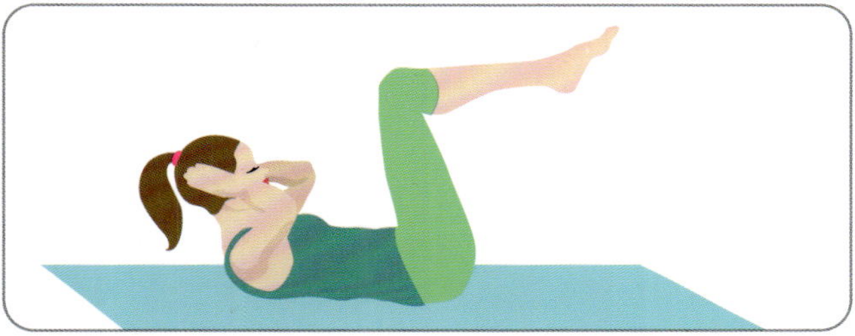

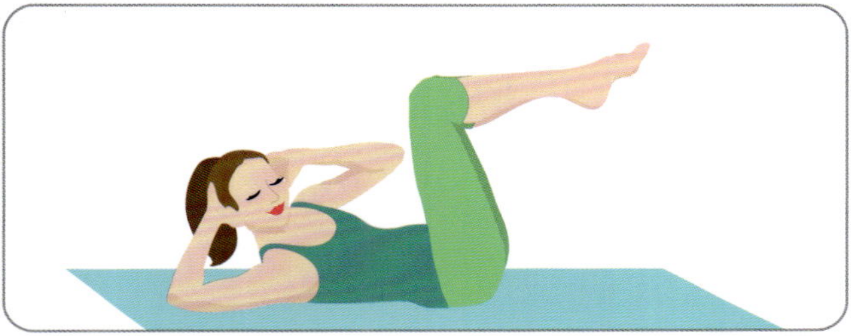

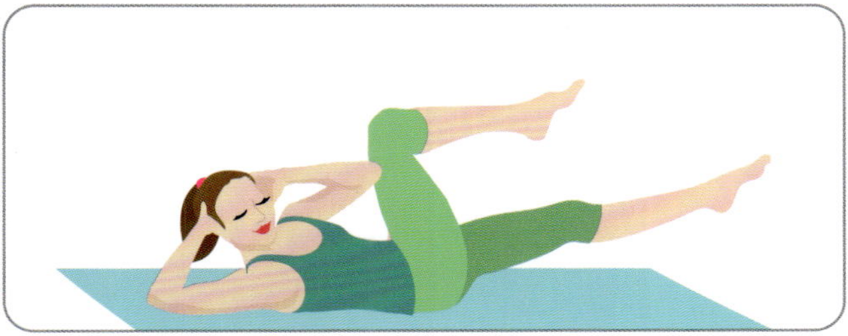

TAG 30

Übung am Boden

BEIN- UND BAUCHTRAINER

10 BIS 15 X

Stärkt die Bauchmuskulatur, die uns beim Sitzen gerade hält, und sorgt für Bewegung der Beine. Perfekt auch zum Auspowern und Abschalten.

- Rückenlage auf dem Boden.
- Beide Beine angewinkelt anheben. Die Knie sind über der Hüfte, die Unterschenkel parallel zum Boden.
- Den Oberkörper anheben. Achtung: Die Kraft kommt aus dem Bauch, nicht aus dem Rücken!
- Beide Arme angewinkelt anheben, die Fingerspitzen an die Schläfen legen.
- Nun den Oberkörper abwechselnd zur rechten und zur linken Seite drehen – zwischendurch nicht absenken.
- Übung intensivieren:
- Gleichzeitig zur Oberkörperdrehung die Knie abwechselnd in Richtung Brust ziehen.
- Also jeweils den rechten Ellbogen und das linke Knie zusammenführen und umgekehrt.

Anti-Stress

MANTRA

In Stressphasen hilft es oft, ein selbstgewähltes Mantra mehrmals hintereinander auszusprechen oder zu denken. Beispiele: „Immer eins nach dem anderen.“, „Es ist, wie es ist.“, Ich kann das.“ Eigenes Mantra für die aktuelle Situation wählen und am besten mit einer Atemübung oder der Powerpose (Tag 15) kombinieren.